CB078744

A Dieta dos Grupos Sangüíneos

EDITORA

Anita Heßman-Kosaris

A Dieta dos Grupos Sangüíneos

Tradução de
Inês A. Lohbauer

EDITORA AQUARIANA

© 1998 / 2000, Verlagsgruppe FALKEN / Mosaik, Niedernhausen, (Verlagsgruppe Random House GmbH)

Título original: *Die Blutgruppen-Diät*, publicado de acordo com Mosaik Verlag, Niedernhausen, do grupo Random House GmbH

Revisão: *Veridiana Maenaka*
Editoração eletrônica: *Maria Antonieta Santos*
Capa: *Niky Venâncio*

Dados Internacionais de Catalogação na Publicação (CIP)
(Câmara Brasileira do Livro, SP, Brasil)

Heßman-Kosaris, Anita
A dieta dos grupos sangüíneos / Anita Heßman-Kosaris ; tradução de Inês Lohbauer. -- São Paulo : Aquariana, 2002

Título original: Die Blutgruppen-Diat
Bibliografia.
ISBN 85-7217-074-X

1. Dietas para emagrecer 2. Emagrecimento 3. Grupos sangüíneos - Dietas 4. Nutrição I. Título.

02-1605 CDD-613.2

Índices para catolgo sistemático:

1. Dieta dos grupos sangüíneos : Emagrecimento Nutrição 613.2

Todos os direitos reservados à:
Editora Aquariana Ltda.
Rua Lacedemônia, 68 – Vila Alexandria
04634-020 São Paulo – SP
Tels.: (011) 5031-1500
Fax: (011) 5031-3462
aquariana@ground.com.br
www.ground.com.br

CONTEÚDO

INTRODUÇÃO

Uma Palavra Prévia

O que o meu grupo sangüíneo tem a ver com a alimentação? Ou com o modo de me livrar definitivamente de meus quilos supérfluos? O que afinal o meu tipo de sangue tem a ver com isso? A maioria das pessoas que quer emagrecer reage assim, ou de modo semelhante, na primeira vez em que ouve falar da relação entre o seu grupo sangüíneo e os seus feios pneuzinhos de gordura. Quem poderá censurá-las por sacudir as cabeças, incrédulas, afinal elas já se aventuraram por tantas terapias de emagrecimento que até dominam perfeitamente a contagem de calorias. Aprenderam também a seguir os mais complicados planos de alimentação – e mesmo depois da última novidade em "dietas super-rápidas", descobriram, decepcionadas, que os resultados se dissolveram novamente na gordura. Mas parece-lhes totalmente absurda a idéia de que em tudo isso o seu tipo sangüíneo deve entrar no jogo, por ser – numa expressão simples – co-responsável pela forma como o corpo absorve e processa a alimentação, se o faz bem ou mal.

Os especialistas em nutrição vêem isso de forma bem diversa. Na medicina, já se sabe há muito tempo que determinadas doenças surgem com mais freqüência em pessoas que pertencem a um ou outro grupo sangüíneo. A descoberta inovadora de que a alimentação também estabelece uma relação recíproca com o tipo sangüíneo de cada pessoa foi feita por médicos norte-americanos. As pessoas com o grupo sangüíneo O, que historicamente descendem de caçadores e extrativistas, precisam de carne para se sentirem bem. As que pertencem ao grupo sangüíneo A tendem a ser vegetarianas. As pessoas do grupo B toleram bem os ovos e os laticínios. E aquelas do grupo AB podem comer muita coisa do cardápio, mas também há muitos alimentos que não toleram.

Como se chegou a esse conhecimento sensacional – e, sobretudo, quais as suas conseqüências concretas sobre a regulação do peso e a alimentação diária – é o que você vai saber neste livro.

Apresentamos a você uma forma surpreendentemente simples e nova de "seleção alimentar", na qual a alimentação é determinada, em conjunto e individualmente, em função de nossa individualidade específica. Portanto, não se trata de uma dieta do tipo "para todos", na qual se considera que uma única forma de alimentação pode ser a melhor para todos. Afinal, somos singulares. Assim como nos diferenciamos quanto ao tipo físico, cor de cabelo, idade e sexo, origem e nacionalidade, o modo como nossos corpos processam a alimentação e como ganham ou perdem os quilos supérfluos também é diferente. Para permanecermos sadios e ativos, precisamos de uma alimentação que leve em conta nossa "individualidade bioquímica".

Isso é mais simples do que possa parecer à primeira vista. Pois ao contrário da clássica prova de separação, desenvolvida pelo médico americano Dr. Howard Hay no final do século XIX, na dieta dos grupos sangüíneos os alimentos não são classificados segundo seus efeitos na formação de bases ou ácidos. Na dieta dos grupos sanguíneos você deve escolher aqueles alimentos que os cientistas indicam como vantajosos para pessoas de seu tipo sangüíneo. A vantagem especial dessa dieta é que, apesar da sua evidente simplicidade, ela não é monótona. Contém todos os nutrientes vitais de que necessitamos para nosso bem-estar corporal e anímico.

Não é só o seu peso que se equilibra novamente com a dieta dos grupos sangüíneos. Através da correta composição bioquímica da alimentação, os alérgicos, entre outros, também se beneficiam, pois com essa alimentação dirigida evitam-se as reações imunológicas. E, sobretudo, evitam-se a sobrecarga nos órgãos digestivos e as doenças do metabolismo.

Neste manual você conhecerá os principais grupos de alimentos considerados para os quatro grupos sangüíneos O, A, B e AB. E lhe daremos muitos estímulos, dicas e recomendações para variar suas refeições, a fim de que tenham um bom sabor e sejam bem toleradas também pelas pessoas de outros tipos sangüíneos. Você se surpreenderá com a facilidade da aplicação desse novo e sensacional programa de alimentação. Será preciso somente uma pequena correção dos seus hábitos alimentares para alcançar definitivamente o peso, a saúde e a vitalidade ideais.

Desejamos muito sucesso a você – e bom apetite!

CAPÍTULO 1

O que é a Dieta dos Grupos Sangüíneos

O Fim das Dietas Únicas para Todos

Emagreça com saúde e menos gordura – Coma mais carboidratos, eles emagrecem e promovem o bom humor – A clara de ovo compensa o desgaste de energia – A clara de ovo sobrecarrega os rins – Muitas refeições pequenas são melhores do que três grandes – Não coma petiscos entre as refeições, para que os sucos digestivos possam descansar – Os vegetarianos vivem mais – Só quem come carne recebe vitamina B12 suficiente – Permaneça esbelta, sã e ativa com frutas e verduras frescas – O excesso de alimentos crus sobrecarrega o metabolismo...

Você consegue se achar no meio disso tudo? Existem muitas ideologias alimentares confusas e contraditórias, e seus fiéis adeptos estão plenamente convencidos de que só a forma especial de alimentação que defendem é a indicada para toda a humanidade. Magros e gordos, jovens e velhos, sadios e doentes, são todos misturados no mesmo caldeirão pelos gurus da dieta. Com a conseqüência de que a curto e longo prazo muitos perdem o prazer da comida, outros vão bebericando seu iogurte sem vontade nenhuma, sonhando com um bife suculento ou um franguinho crocante. Ou então ficam com a consciência pesada quando saem da linha eventualmente, rompendo regras alimentares aparentemente plausíveis. Nem se fala então quando o estômago um dia se rebela, cansado de ser constantemente entupido com as comidas erradas.

PROCURA-SE UM PROGRAMA INDIVIDUAL DE ALIMENTAÇÃO

Como podemos vencer a batalha contra os quilos supérfluos e permanecermos sadios e ativos? Isso só funciona com uma alimentação que agrade ao nosso paladar, seja bem tolerada, totalmente direcionada às nossas exigências pessoais e, sobretudo, que considere nossas características bioquímicas individuais, portanto, a forma como o corpo absorve e processa a alimentação. Nos conceitos usuais de dieta – seja ela rica em carboidratos (grãos), uma monodieta rica em albuminas ou um programa redutor – não se leva em conta que cada um de nós é um ser único. Assim como a impressão digital nunca é igual para todos e a estrutura do DNA das nossas células nunca é idêntica de um indivíduo para outro, nossas exigências alimentares individuais também são diferentes. E sabidamente elas dependem de diversos fatores, entre outros os hereditários, no que se refere à quantidade de determinadas substâncias de que o organismo precisa para funcionar bem. Um exemplo simples mostra como não nos situamos todos no mesmo plano quanto à alimentação: mais de dois terços das pessoas não foram dotadas, pela natureza, de uma enzima que auxilia os sucos digestivos a desdobrar quimicamente a lactose. "O leite nos alegra" – é o que dizem as pessoas, mas algumas, por causa do seu metabolismo, só podem mesmo sonhar com isso. O fato de os resultados serem tão diferentes com a mesma forma de alimentação, como quando eliminamos a gordura, deve-se à nossa química corporal própria, o que não é de se espantar. Isso também explica por que muitas supostas curas milagrosas estão destinadas ao fracasso, desde o início.

> Todas as terapias de emagrecimento têm um senão: elas não consideram as necessidades alimentares individuais.

Há muito tempo os médicos já sabem que nem todos os pacientes respondem bem a uma suposta alimentação saudável. Entre outras coisas, isso levou alguns médicos mais bem informados a não indicarem comidas insípidas a todo paciente que sofre do estômago. Em resumo: dentro do esquema "o que faz bem para mim também deve fazer bem a você", o sucesso dos programas atuais de alimentação é mera questão de sorte.

> A dieta dos grupos sangüíneos não é uma dieta de redução, na qual o mestre-cuca é o Zé Magricela.

O Grupo Sangüíneo: Chave para o Peso Ideal?

Pessoas diferentes precisam de alimentação diferente. O que faltou até agora para transformar esse conhecimento em estratégia racional de vida foi um código que nos ajudasse a decifrar as exigências alimentares individuais de nosso organismo.

Desde a descoberta sensacional de que existe uma relação entre o grupo sangüíneo e a alimentação, alguma coisa mudou radicalmente. Como disse o famoso médico e naturopata americano Peter D'Adamo, o grupo sangüíneo é a chave "que abre a porta ao mundo misterioso da saúde, da doença, da longevidade, da vitalidade corporal e da força emocional".

Mas o fato de o grupo sangüíneo ter a ver com nossa alimentação e estilo de vida provavelmente será visto com

> A dieta dos grupos sangüíneos não é uma monodieta unilateral, que subtrai nutrientes valiosos da alimentação.

ceticismo. Considerar o grupo sangüíneo, esse fator inerte, como chave para nosso peso ideal, nossa saúde e bem-estar – será que não é ir longe demais?

Isso só parece ser assim à primeira vista. Se acompanharmos a argumentação científica do Dr. D'Adamo, poderemos facilmente captar o significado desse fator tão relevante para o conjunto de nossa vida.

DOIS MÉDICOS NA PISTA CERTA

"Cada grupo sangüíneo contém a mensagem genética das formas de alimentação e comportamento de nossos ancestrais", diz o Dr. D'Adamo. "Muitas de suas características nos influenciam até hoje."

Não precisamos fazer um extenuante trabalho de pesquisa para descobrir por que nosso sistema imunológico e digestivo ainda hoje prefere aqueles alimentos de nossos avós do mesmo tipo sangüíneo. Da história do homem podemos deduzir como surgiram, nas fases decisivas da evolução, os atuais grupos sangüíneos que ainda hoje apresentam as características daquela época.

O que mais chama nossa atenção é que os grupos sangüíneos se diferenciam sobretudo no que se refere à digestão e às forças de defesa próprias do corpo.

Essa descoberta se deve, entre outros, aos trabalhos do pai do Dr. D'Adamo. Nos anos 50, James D'Adamo já descobrira que uma dieta vegetariana, sem gorduras, não aliviava os sintomas de alguns pacientes, mas, ao contrário, piorava sua condição geral.

O médico estava convencido de que a solução do enigma deveria estar no sangue, pois é ele que supre o organismo com os nutrientes. Começou procurando uma espécie de "cianotipia", com a qual se pudesse determinar as exigências alimentares individuais. Durante anos, o médico de formação naturalista registrou quão bem ou mal os pacientes de diversos grupos sangüíneos toleravam certos alimentos. Foi percebendo que para as pessoas do grupo A os alimentos ricos em albumina, com muita carne, não eram o ideal. Porém, a albumina vegetal, que existe na soja e no tofu, era bem tolerada por eles. O consumo de produtos do leite estimulava neles a produção exagerada de muco nas cavidades nasais e dutos respiratórios. Depois de atividades físicas eles se cansavam logo, porém nas atividades mais leves como a ioga eles se sentiam energeticamente revigorados.

Os pacientes do grupo O mostraram-se comedores regulares de carne. A albumina animal parecia ser o alimento correto para eles. Sentiam-se fortalecidos quando se exercitavam fisicamente, como ao praticar *jogging*.

Em 1980, James D'Adamo publicou seus estudos, com recomendações de uma alimentação correspondente, no livro *One Man's Food*. Sua teoria dos grupos sangüíneos, baseada principalmente em observações subjetivas, foi comprovada cientificamente dois anos depois por seu filho Peter.

UMA DESCOBERTA PIONEIRA E SUAS CONSEQÜÊNCIAS

Nascido em 1956, Peter D'Adamo ainda estava na Faculdade de Medicina quando resolveu vasculhar a literatura médica especializada para encontrar as relações entre determinados quadros patológicos e os grupos sangüíneos. O que encontrou, ele mesmo define como uma descoberta pioneira. Descobriu que pessoas pertencentes ao grupo sangüíneo O tendem a ter doenças do estômago, chamadas pelos médicos de úlcera péptica. Trata-se de inflamações estomacais, que surgem através da ação de sucos digestivos. (Segundo novos conhecimentos microbiológicos e biológico-moleculares, sabe-se que a cepa *Helicobacter pylori* surge mais freqüentemente na mucosa estomacal de pessoas do grupo sangüíneo O do que em outras de grupos diferentes. Esse agressor, só conhecido a partir do início dos anos 80, é responsável por inflamações da mucosa estomacal e câncer de estômago.) No grupo sangüíneo A, D'Adamo encontrou a indicação de um tipo de câncer de estômago provocado por uma redução na produção de suco gástrico. As pessoas do grupo A também parecem mais propensas a ter anemia perniciosa.

> A dieta dos grupos sangüíneos não é uma superdieta de proteínas, que com o tempo tira todo o prazer da comida.

Entre outras coisas, essas perturbações de metabolismo na mucosa estomacal impedem a absorção de vitamina B12, sem a qual os glóbulos vermelhos não podem amadurecer. Sob vários aspectos, essa espantosa descoberta confirma aquilo que o pai de Peter Adamo já descobrira, que os pacientes do grupo sangüíneo O toleram bem aqueles alimentos para cuja digestão o corpo produz ácidos estomacais em boa quantidade. Por causa disso, o Dr. D'Adamo Jr. começou a pesquisar intensamente as relações entre estilos de vida e alimentação, saúde e doença, comparando-os às categorias dos grupos sangüíneos.

UMA NOVA FORMA DE ALIMENTAÇÃO, TESTADA COM SUCESSO NOS ESTADOS UNIDOS

Hoje, o Dr. Peter D'Adamo é um dos mais conhecidos médicos naturalistas dos Estados Unidos. Ele e seus colegas pesquisaram em milhares de pacientes como alguns alimentos são assimilados, se são bem ou mal tolerados – e relacionaram isso com seus grupos sangüíneos.

> Não se preocupe: na dieta dos grupos sangüíneos sua capacidade de resistência não passa por nenhuma prova mais dura.

Descrevemos a seguir o que eles concluíram:

- Aparentemente a carne é uma comida ótima para as pessoas do grupo sangüíneo O. Elas devem repor suas energias o máximo possível a partir da proteína animal. Devem evitar grãos, pois o glúten contido neles (proteína fixa) não é bem tolerado por elas.
- Em vez de carne, as pessoas do grupo sangüíneo A devem utilizar a proteína vegetal como fonte de energia e evitar os laticínios, pois estes provocam nelas a produção de muco.
- As pessoas do grupo sangüíneo B comem de tudo, toleram bem a carne, os laticínios, as verduras e os grãos.
- As pessoas do grupo sangüíneo AB têm um trato digestivo sensível, elas devem dar preferência a uma alimentação mista, balanceada.

Com base em pesquisas de muitos anos e experiências práticas, os médicos desenvolveram um programa de alimentação dirigido exatamente às especificidades individuais genéticas, imunológicas e bioquímicas dos grupos sangüíneos O, A, B e AB.

Para uma alimentação saborosa, diversificada e sadia, você não precisa fazer nada além de considerar sempre as características e propriedades típicas do seu grupo sangüíneo. Encare o seu grupo sangüíneo como uma bússola que lhe indica o rumo certo. Seguindo a dieta do seu grupo sangüíneo na alimentação cotidiana, você logo vai descobrir que se sente bem melhor, com mais vigor e energia – e que seu peso vai se normalizando de forma lenta, mas certa.

Como Surgiram nossos Grupos Sangüíneos – dos Caçadores Pré-Históricos aos que Comem de Tudo

Se examinarmos como os grupos sangüíneos se desenvolveram ao longo da história da humanidade, notaremos que eles se distinguem principalmente pelo tipo de digestão e de defesa imunológica. E isso por um motivo muito simples: para sobreviver, desde tempos remotos o homem precisou se adaptar às condições nômades de existência. Ele precisou lutar contra o gelo e o frio e suportar mudanças climáticas dramáticas, defender-se do ataque de animais selvagens, curar doenças, aproximar-se mais dos semelhantes e mudar fundamentalmente sua alimentação. Ao longo da história do mundo isso provocou uma mudança radical das características físicas, psíquicas e sociais dos homens. Principalmente os seus sistemas digestivos e imunológicos tiveram de se adaptar às novas condições, para serem usados no combate de vida e morte do cotidiano.

GRUPO SANGÜÍNEO O – OS COMEDORES DE CARNE

É o mais antigo grupo sangüíneo. Ele se desenvolveu em cerca de 40.000 a.C., época em que vivia o homem de Cromagnon (denominado a partir do local em que foi encontrado, na Dordogne, Sul da França), um tipo muito semelhante a nós. Supõe-se que tenha vivido onde hoje é a Índia. Seu contemporâneo mais antigo, o homem de Neandertal, viveu nas tundras e florestas abertas da última era glacial. Não sabemos exatamente por que suas pistas se perderam em cerca de 30.000 a.C. na Europa. Supõe-se que não estivesse preparado para a luta pela vida naquelas condições difíceis. Os homens de Cromagnon eram caçadores hábeis e eficientes que fabricavam e sabiam usar diversas ferramentas e armas (lanças, flechas, clavas).

Como eles se alimentavam de carne, sua principal fonte de energia era a albumina animal. Naquela época estavam se formando as principais características do sistema digestivo do grupo sangüíneo O. Os homens de Cromagnon se reproduziam rapidamente, e a conseqüência foi o início de uma luta pelos territórios de caça. O número de animais não era suficiente para alimentar todos. Procurando novas reservas esses homens migraram para a Europa em 20.000 a.C. e se espalharam por todos os continentes. Então, provavelmente seu comportamento alimentar mudou depois que os estoques de animais se reduziram drasticamente e eles não conseguiram mais se alimentar só de caça. Levados pela necessidade, começaram a comer tudo o que conseguiam digerir: frutos, insetos, nozes, raízes, pequenos animais e, nas regiões litorâneas, peixes.

Hoje o grupo sangüíneo dos "comedores de carne" é o mais freqüente em todo o mundo. Na Alemanha, cerca de 38% a 40% da população tem o sangue tipo O. Essas pessoas possuem uma estrutura genética decorrente de um sistema imunológico forte, com boas defesas, e marcante autoformação.

GRUPO SANGÜÍNEO A – OS VEGETARIANOS

Ele surgiu como segundo grupo sangüíneo na Primeira Idade da Pedra (de 25.000 até 15.000 a.C.), supostamente na Ásia ou no Oriente Médio. As pessoas tinham se tornado sedentárias, viviam em comunidades domésticas, agrícolas. Elas se auto-sustentavam, pois haviam aprendido a plantar grãos e a criar gado. O consumo de carne se reduziu drasticamente em favor dos alimentos vegetais. Essa mudança radical nas condições ambientais e na alimentação se refletiu sobretudo no trato intestinal e no sistema imunológico. O sistema digestivo tão simples dos caçadores e coletores precisou adaptar-se à nova alimentação predominantemente vegetariana dos povos da Primeira Idade da Pedra e processá-la de acordo. Nos assentamentos muito densos, para sobreviver os agricultores precisavam ter boas defesas contra infecções. Os genes do grupo sangüíneo A chegaram finalmente à Europa, passando pela Ásia e pelo Oriente Próximo. Gradualmente o aparelho digestivo dessas pessoas perdeu a capacidade de processar a carne.

O grupo sangüíneo A é o mais freqüente na Europa Ocidental: 43% a 45% dos alemães pertencem a ele. Suas principais características, herdadas de seus antepassados, é a boa tolerância aos alimentos vegetais, assim como seu marcante senso comunitário.

GRUPO SANGÜÍNEO B – OS QUE COMEM (QUASE) DE TUDO

Esse grupo surgiu em cerca de 15.000 e 10.000 a.C. nas montanhas do Himalaia Ocidental. As pessoas haviam se mudado da África Oriental para a Europa, a Ásia e a América do Norte, Central e do Sul. Naquela época o grupo sangüíneo B era típico de pessoas que viviam no sudeste da Ásia e nas estepes da Eurásia. Sua alimentação provinha de rebanhos de animais e sobretudo de produtos agrícolas e laticínios, que tinham um papel muito importante. Geralmente o grupo sangüíneo B é relacionado a culturas que ingeriam grandes quantidades de produtos lácteos fermentados.

Quando os mongóis avançaram pela Ásia, formaram-se dois grupos separados do tipo sangüíneo B: um grupo sedentário, que se instalou no Sul e no Leste do continente, com tendências agrícolas predominantes, e um grupo nômade, belicoso, que avançou até o Leste da Europa.

Os efeitos posteriores são reconhecíveis até hoje: em comparação com os vizinhos ocidentais, um enorme número de pessoas na Alemanha e na Áustria, ou melhor, uma em cada dez pessoas desses países, tem o tipo sangüíneo B. Os portadores do grupo sangüíneo

B receberam de seus antepassados, como patrimônio biológico, uma ótima capacidade de adaptação às diversas situações de vida.

Grupo sangüíneo AB – os homens modernos que comem diversos alimentos misturados

É o mais novo de todos os grupos sangüíneos, aliás muito raro. Só cerca de 5% das pessoas possuem esse tipo de sangue, que tem de 1.000 a 1.200 anos. É o resultado da mistura de tribos populacionais de tipos sangüíneos A e B, como caucasianos do grupo A com mongóis do grupo B.

O sistema imunológico de pessoas com o tipo sangüíneo AB apresenta características especiais. Ele é capaz de formar anticorpos especiais contra agentes bacterianos, o que torna as alergias e certas doenças auto-imunes mais raras entre eles. Mas alguns cientistas descobriram que entre eles há maior suscetibilidade para determinados tipos de câncer. O seu trato digestivo também é bastante sensível. O pesquisador americano de grupos sangüíneos D'Adamo vê na pessoa desse grupo o "delicado descendente de uma rara ligação entre o homem tolerante do grupo sangüíneo A e o antigo bárbaro porém equilibrado integrante do grupo B". Como essas pessoas dos novos tempos reúnem em si as características dos grupos A e B, elas devem adotar sobretudo uma alimentação mista balanceada.

Alguns Alimentos Agridem o Sangue

> **A INFLUÊNCIA DO FATOR RHESUS**
> Na escolha certa dos alimentos, o chamado fator Rhesus, ou Rh do sangue, é insignificante (cerca de 85% das pessoas são Rh positivo, e só 15% são Rh negativo). O fator Rhesus tem um papel irrelevante na dieta dos grupos sangüíneos porque, de acordo com a explicação do pesquisador Dr. D'Adamo, 90% de todos os fatores que fundamentam o grupo sangüíneo estão ligados aos grupos sangüíneos primários, portanto os grupos O, A, B ou AB. Os fatores Rhesus tornam-se importantes como anticorpos no sangue quando da aplicação de uma profilaxia em mães e recém-nascidos ou da realização de testes de paternidade.

A reconstituição da origem de nossos grupos sangüíneos é, naturalmente, só um pequeno elemento inserido no quebra-cabeças. É um bom suporte termos uma idéia da alimentação que é mais bem tolerada pelo nosso grupo sangüíneo, pois o organismo teve de se adaptar a ela durante um longo tempo.

A partir disso, por muitos anos especialistas em nutrição e pesquisadores de grupos sangüíneos analisaram as reações bioquímicas dos seres humanos para descobrir por que um mesmo alimento não é tolerado da mesma forma por pessoas de grupos sangüíneos diferentes. Eles chegaram a uma conclusão espantosa: a culpa é de determinadas substâncias albuminosas nos alimentos, parecidas com algumas substâncias imunológicas dos grupos sangüíneos. E isso significa que, assim que ingerimos um alimento que não corresponde a nosso grupo sangüíneo, as defesas próprias do organismo se preparam para agir contra os intrusos.

O QUE ACONTECE QUANDO O SANGUE CRIA ANTICORPOS

> Quanto mais características do sangue do doador forem compatíveis com as do sangue do receptor, tanto menos se deve temer complicações na transmissão de sangue (transfusão).

Hoje sabemos por que os sangues de tipos diferentes não podem ser trocados entre si aleatoriamente. Como os grupos sangüíneos formam anticorpos (substâncias albuminosas) contrários, em transfusões de sangue o organismo só aceita o sangue estranho quando há compatibilidade entre os grupos sangüíneos do doador e do receptor. De outro modo podem ocorrer reações de intolerância, às vezes até com risco de vida. Em casos emergenciais, o sangue do grupo O, "universal", pode ser transmitido às pessoas de outros grupos sangüíneos, mas uma pessoa que tem tipo O só pode receber o sangue tipo O. Pessoas do grupo sangüíneo AB são receptoras do sangue de todos os outros grupos. Mas, atualmente, em transfusões de sangue usamos só o sangue do mesmo grupo.

CADA GRUPO SANGÜÍNEO TEM SUAS DEFESAS

As características imutáveis, típicas, que herdamos com o grupo sangüíneo encontram-se sobretudo nas membranas dos glóbulos vermelhos (eritrócitos). O sistema de defesa do corpo usa essas características químicas (antígenos) para reconhecer intrusos e formar substâncias imunológicas especiais para combatê-los, os chamados anticorpos. Estes são capazes de se ligar aos antígenos estranhos, marcá-los e finalmente eliminá-los. As substâncias de defesa do sangue também podem tornar os intrusos inócuos (vírus, parasitas, bactérias ou células) na medida em que se colam a eles formando blocos – na medicina, aglutinar – e deixando-os sem ação. Como os grupos sangüíneos também formam anticorpos contra outros grupos sangüíneos, no encontro de tipos sangüíneos diferentes podem surgir reações de defesa desse tipo.

> Os antígenos são substâncias que podem desencadear a formação de anticorpos especiais no sangue.

Os anticorpos do sangue também possuem uma peculiaridade: o sistema imunológico só forma anticorpos excedentes quando são necessários em funções de defesa do corpo, em casos de infecção ou de vacinas, pois recebemos os anticorpos do sangue praticamente determinados. Então são precisos uns quatro meses até seu número alcançar quase toda a força de ataque.

> Os anticorpos dos grupos sangüíneos são substâncias de defesa que existem no sangue. Elas entram em ação contra substâncias proteínicas estranhas.

PARA QUE SERVEM AS LECITINAS PROTEÍNICAS

Só há cerca de uns cem anos se sabe que o tipo de sangue de um grupo pode produzir anticorpos contra o de outro grupo. Enquanto isso, os cientistas faziam uma observação significativa que lhes serviu como prova de que existe realmente uma relação entre alimentação e grupos sangüíneos: certas substâncias nos alimentos também podem se aglutinar nas células do sangue de pessoas de determinados tipos sangüíneos – e assim provocar uma espécie de reação de rejeição.

Os pesquisadores apontaram as lecitinas como vilãs. Elas são proteínas aglutinadas que têm a missão, na natureza, de se ligarem a outros organismos. São como supercolas naturais, usadas por substâncias de defesa do corpo, mas também por bactérias, vírus ou

AS CARACTERÍSTICAS DOS GRUPOS SANGÜÍNEOS

O nome do grupo sangüíneo remonta aos respectivos antígenos: os glóbulos vermelhos do grupo A possuem antígenos A, no grupo sangüíneo B eles são os antígenos B e no tipo sangüíneo AB eles são os antígenos A e B. O grupo sangüíneo O não possui antígenos. Por isso é que esse tipo de sangue pode ser doado, em caso de necessidade, a pessoas de um outro grupo sangüíneo. O tipo sangüíneo A contém anticorpos B e o sangue do tipo B contém anticorpos A. O tipo sangüíneo O contém anticorpos A e B, enquanto o grupo sangüíneo AB não possui anticorpos.

AS LECITINAS AJUDAM A DETECTAR DOENÇAS

Determinadas lecitinas de alimentos estimulam os glóbulos brancos a se reproduzirem. Elas se agarram como um carrapato a uma célula e obrigam, por exemplo, os linfócitos do sistema imunológico a se dividirem. A característica de estímulo imunológico dos chamados mitógenos - erva dos cancros, lecitinas da planta Phytolacca, é conhecida há muito tempo pelos médicos, que usam a planta como substância auxiliar no diagnóstico imunológico e na pesquisa.

parasitas, para se agarrarem a outros organismos vivos. Portanto as lecitinas são eficazes de duas maneiras: elas nos servem, p. e., nos dutos biliares e na superfície do fígado, onde ajudam a adensar os agentes patogênicos. Mas elas podem nos prejudicar quando são acionadas contra um certo grupo sangüíneo, p. e., por vírus ou bactérias.

Mas para nós interessam sobretudo aquelas lecitinas que chegam ao corpo pela alimentação e não se compatibilizam com alguns tipos sangüíneos. Quando essas substâncias albuminosas chegam à corrente sangüínea, elas se lançam cegamente ao trabalho. Escolhem um órgão, ou todo um sistema de órgãos, como os rins, o fígado, o cérebro ou o estômago, para aglutinar as células sangüíneas naquele local e destruí-las, como um intruso que precisasse ser combatido. Como as mesmas lecitinas preservam as células do sangue de pessoas de outros grupos sangüíneos, os especialistas partem do princípio de que o mesmo alimento pode ser útil para as células do sangue de pessoas de um determinado grupo sangüíneo, mas é prejudicial às células do sangue de pessoas de outro grupo sangüíneo. As aglutinações contribuem, entre outras coisas, para um funcionamento problemático da assimilação e do processamento da alimentação. As conseqüências visíveis de um metabolismo perturbado são, p. e., feios depósitos de gordura e retenção de água (edemas). E essas ainda são as conseqüências mais inofensivas. Uma mucosa intestinal inflamada, doenças do fígado ou fraquezas dos rins podem também ser atribuídas à lecitina.

REAÇÃO TÍPICA À LECITINA: O LEITE, NÃO TOLERADO PELAS PESSOAS DE TIPO SANGÜÍNEO A

Um exemplo que ilustra como a lecitina dos alimentos se torna um perigo para os antígenos de alguns grupos sangüíneos é o leite, que possui características correspondentes ao tipo sangüíneo B. Se uma pessoa do tipo sangüíneo A beber leite, a aglutinação ocorrerá logo depois, pois dessa maneira o organismo tenta rejeitar o leite – um caso clássico de intolerância a um alimento. A lecitina do leite pode passar incólume pelo estômago, pois os ácidos estomacais não conseguem atacar essa supercola. Supõe-se que essa lecitina albuminosa chega diretamente à circulação sangüínea pela mucosa do trato estomacal-intestinal ou com os componentes digeridos do leite, e de lá se fixa em algum ponto do corpo.

UMA PEQUENA QUANTIDADE PODE CAUSAR UM GRANDE DANO

Uma fração mínima da lecitina pode provocar um grande dano. Uma quantidade mínima é suficiente para aglutinar uma enorme quantidade de células,

> **O EXAME DA URINA MOSTRA ALIMENTOS NÃO TOLERADOS PELO ORGANISMO**
>
> Para detectar a intolerância do organismo a certos alimentos, os médicos e terapeutas empregam um teste de urina muito simples. Com o teste *Indikan* pode ser medido o grau de decomposição ocorrida no intestino. Quando o fígado e o intestino metabolizam só parcialmente os corpos albuminosos (proteínas), formam-se substâncias tóxicas, os *indoles*. Quanto mais dessas substâncias aparecerem na bexiga, tanto mais intensa é a coloração azul da urina nesse teste. Por meio do teste *Indikan* pode-se ver facilmente se um alimento no organismo exerce um efeito "tóxico". O espantoso nessa pesquisa da urina é que o mesmo alimento produz resultados muito diversos em pessoas diferentes. Por exemplo, o teste quase não indicou a presença de *Indoles* na urina de uma pessoa que consumiu produtos de trigo integral, mas em pessoas do grupo sangüíneo O o teste apresenta um teor tão elevado de substâncias tóxicas que é como se elas tivessem comido 90 vezes a quantidade desse alimento.

sobretudo quando se trata de lecitinas que têm como alvo um determinado grupo sangüíneo. Supostamente isso tem a ver com o fato de que uma molécula de lecitina tem condições de formar, sobre a chamada ponte de lecitina, uma ligação de muitos glóbulos vermelhos entre si.

Cerca de 5% da lecitina que absorvemos com a comida podem escapar das defesas do corpo. Elas penetram na corrente sangüínea, onde entram em contato com glóbulos vermelhos e brancos (eritrócitos e leucócitos) e os destroem. No trato digestivo, as lecitinas provocam uma forte inflamação da mucosa intestinal. Muitas vezes o tecido nervoso também é atacado pelas lecitinas.

FAZENDO AS PAZES COM AS LECITINAS BENÉFICAS

Apesar dessas fortes reações do organismo, você não precisa se preocupar obsessivamente com a ocorrência de lecitina da alimentação. É praticamente impossível eliminar as lecitinas da alimentação. Nas verduras ou grãos, peixes ou frutos do mar, as lecitinas existem em grande quantidade. Algumas delas têm seu lado positivo. Lembre-se das que citamos no início, que fazem um bom trabalho nos dutos biliares.

> Se até hoje você não tolerou muito bem determinados alimentos, possivelmente depois de duas semanas da dieta dos grupos sangüíneos o seu teste de urina já sinalizará uma mudança positiva.

O importante é ficar de olho na alimentação cujas lecitinas não se compatibilizam com o seu grupo sangüíneo. Se você pertencer ao grupo sangüíneo O, é aconselhável não comer produtos derivados do trigo, pois a albumina ali contida (glúten) é uma forma de lecitina que justamente em pessoas do tipo sangüíneo O pode irritar o intestino delgado. Ou então as lecitinas dos feijões lima, que aglutinam só o sangue do tipo A, mas preservam os dos tipos B e O. Os tomates, as berinjelas e as batatas também estão neste caso. Supõe-se até que as lecitinas contidas nessas solanáceas sejam responsáveis por dores articulares como as da artrite reumatóide.

CAPÍTULO 2

Como funciona a Dieta dos Grupos Sangüíneos

Tudo Depende da Escolha Certa

Com a dieta dos grupos sangüíneos é muito fácil se alimentar saudavelmente e chegar ao peso ideal de forma lenta mas segura. Não são exigidas contagens estafantes de calorias nem pesagens exatas de quantidades receitadas. E você também não precisará abandonar, de um dia para o outro, seus hábitos e preferências alimentares. É tudo muito mais simples: você poderá escolher, para o seu cardápio, aqueles alimentos benéficos adequados para o seu tipo sangüíneo e combiná-los à vontade com os alimentos neutros de sua preferência. Assim poderá ter certeza de que seu sistema digestivo vai funcionar melhor com os alimentos previamente escolhidos. Pode confiar: seu grupo sangüíneo é como uma bússola biológica que vai lhe mostrar o rumo certo.

NÃO SE DEVE ABOLIR O PRAZER

Nas páginas seguintes apresentaremos os alimentos, temperos e bebidas bem tolerados por pessoas dos grupos sangüíneos O, A ou AB, e os alimentos, temperos e bebidas que você deverá riscar de seu cardápio. Na dieta dos grupos sangüíneos existem, no total, três categorias de alimentos: "benéfico", "neutro" e "a evitar". Uma regra básica: os alimentos benéficos atuam como remédios, os neutros servem à nutrição e os que devem ser evitados são – "em altas doses" – como um veneno para o corpo.

Você poderá compor suas refeições diárias sem problemas, com os seguintes grupos de alimentos:

- Bebidas
- Carnes e aves

- Cereais, massas e pães
- Chás de ervas
- Ervas e condimentos
- Feijões e leguminosas
- Frutas
- Nozes e sementes
- Óleos e gorduras
- Peixes, crustáceos e moluscos
- Produtos do leite, queijos e ovos
- Sucos de frutas e verduras
- Verduras

(Os alimentos das diversas categorias estão em ordem alfabética.)

> Nossa alimentação deve ser rica em substâncias vitais, isto é, o mais natural possível.

Para cada grupo sangüíneo são recomendados, no total, 300 alimentos. Portanto, são muitas as opções – e certamente haverá entre esses alimentos alguns de que você gosta mais.

Se você encontrar sua comida preferida na categoria "benéfico", naturalmente isso será ótimo. Se ela estiver na categoria "neutro" também será muito bom. Esses alimentos completam as refeições, pois contêm todas as substâncias vitais importantes, e são tão variados que até o prazer de saboreá-los é preservado. Naturalmente, você deve dar preferência àqueles alimentos classificados como benéficos.

As recomendações da dieta dos grupos sangüíneos estão baseadas no programa de nutrição desenvolvido pelo médico e naturopata Dr. Peter D'Adamo. Suas idéias revolucionárias já foram apresentadas (em conjunto com Catherine Withney) há algum tempo no livro *Quatro Grupos Sangüíneos – Quatro Estratégias para uma Vida Saudável.**

Dentre os alimentos testados pelo Dr. D'Adamo ao longo de muitos anos, estão alguns que aparecem mais raramente em nossas mesas. Alguns condimentos (como extratos de algas, tamari, karob ou farinha de araruta) são mais facilmente encontrados em lojas de produtos naturais ou entrepostos macrobióticos. Dê uma olhada nas sugestões de cardápios no terceiro capítulo e você verá que alguns ingredientes nem tão freqüentemente usados por nós combinam harmoniosamente com nossos alimentos.

TOME O RUMO, LENTAMENTE, DO CAMINHO PARA O PESO IDEAL

Antes de iniciar a dieta dos grupos sangüíneos você precisa considerar o seguinte: não tente alcançar o peso desejado depressa demais! Todos os programas de emagrecimento recomendam que não se deve ter muita pressa. Afinal, não se ganha nada quando se emagrece tão rapidamente a ponto de prejudicar o sistema imunológico. Quem é que gostaria de perder, além de volume corpóreo, também a resistência contra as infecções? Portanto, não se limite de jeito nenhum aos alimentos classificados como muito benéficos, pois assim pode haver carência, em seu organismo, de alguns

* O Dr. D'Adamo, além de trabalhar com alimentação, também pesquisa a relação do estilo de vida e da doença com cada um dos tipos sangüíneos.

nutrientes importantes, necessários para que ele permaneça saudável e em forma. Finalmente, o objetivo declarado da dieta dos grupos sangüíneos é alcançar uma ótima forma física e espiritual. O fato de você também perder seus quilos supérfluos é um "efeito colateral" muito natural e positivo.

EXPERIMENTE UM POUCO, TRANQÜILAMENTE

Isso também é importante saber: a alimentação certa, direcionada ao seu metabolismo, aciona muitas coisas em seu corpo. Entre outras, ela restabelece as funções naturais de defesa do sistema imunológico, estimula o funcionamento digestivo e intestinal, aumenta a atividade dos órgãos responsáveis pelo metabolismo, como o fígado, os rins, a vesícula e o pâncreas. Com isso o organismo tenta eliminar resíduos metabólicos prejudiciais e supérfluos e limpar o sangue, eliminando as perigosas substâncias colantes, as lecitinas. É um trabalho bastante difícil para o organismo – o que pode ser identificado claramente em cada grupo sangüíneo, como através de uma digestão perturbada. Por isso é que novamente aconselhamos: não faça as coisas com muito rigor, deixe-as transcorrerem naturalmente, com suavidade. Não é conveniente realizar essa transição alimentar de uma só vez. O corpo não consegue recuperar, num ritmo muito intenso, o que ficou no meio do caminho. O melhor seria experimentar um pouco nas primeiras semanas, assim você poderá encontrar mais facilmente sua combinação preferida de alimentos da categoria "benéficos", caso eles nunca tenham sido consumidos antes, ou só raramente. Isso vale, sobretudo, se até agora você só preparou sua comida de acordo com o sabor ou o hábito, com ingredientes predeterminados.

Será mais fácil abandonar as comidas habituais se no início você completar as refeições com os alimentos que estão sob a rubrica "neutros". Mas risque da lista todos os alimentos neutros que você sabe serem aqueles que mais o engordam, ou que por outros motivos não lhe fazem bem. É importante dar a seu corpo tempo suficiente para desenvolver o gosto pelas comidas mais bem toleradas por você.

E mais: no verdadeiro sentido da palavra, todas as vitaminas, minerais, elementos-traço e outras bio-substâncias que se costuma tomar como suplemento alimentar têm muito peso. Sem falar que essas substâncias de suplementação alimentar nunca deveriam ser consumidas sem critério, pois podem atrapalhar o equilíbrio biológico natural. Elas não são toleradas da mesma forma por pessoas de diferentes grupos sangüíneos. A essas substâncias somam-se os fitoterápicos, os remédios vegetais, que podem ser comprados sob diversas formas de preparação (p. e., chás, gotas, comprimidos, etc.).

Consulte seu médico se não tiver certeza se a dieta dos grupos sangüíneos é a coisa certa para você no momento. Naturalmente, isso vale também se você descobrir, durante a dieta dos grupos sangüíneos, que na saúde nem tudo é como deveria ser.

Grupo Sangüíneo O
Um olhar sobre o que é mais importante

Origem: caçadores e apanhadores.

Sistema digestivo: bastante robusto.

Produz sucos gástricos em abundância (o que é muito importante para a digestão da carne).

Tolera pouco os produtos de trigo, como pães e germe de trigo, assim como produtos do leite.

Sistema imunológico: extremamente ativo, reage prontamente e é muito sensível a novas influências e adaptações.

Recomenda-se: carnes, aves e peixes de água salgada, como arenque, bacalhau fresco e cavala.

SE O SEU PROBLEMA É EMAGRECER...

Então coma trigo, pão, leguminosas e nozes só de vez em quando. Germe de trigo e produtos do trigo não são o ideal para seu sangue de tipo O. Eles contêm muitas lecitinas de glúten, que prejudicam o metabolismo da insulina. As calorias só queimam muito lentamente. Não são liberadas energias suficientes. As lecitinas de lentilhas e feijões, por exemplo, agregam-se ao tecido muscular, que basicamente reage a isso. A fim de facilitar as coisas para os músculos das pessoas de tipo sangüíneo O, o equilíbrio ácido-base deve tender ligeiramente a uma leve acidificação. Entre outras coisas, isso promove também uma queima mais rápida das calorias. Mas devemos lembrar que isso vale só para pessoas que pertencem ao grupo sangüíneo O.

Pessoas com problemas para emagrecer ou com tendência a edemas (retenções de líquidos), ou que sofrem de câimbras musculares ou esgotamento e não conseguem se concentrar direito, provavelmente também têm – sem o perceberem – problemas na tireóide, que não produz hormônios em quantidade suficiente. Essa disfunção da tireóide é chamada pelos médicos de hipotireoidismo – um fenômeno observado com freqüência pelos pesquisadores nas pessoas de grupo sangüíneo O.

O QUE ENGORDA A PESSOA DO GRUPO SANGÜÍNEO O:
Couve-flor, feijão, lentilha, milho, repolho-de-bruxelas, repolho, trigo.

O QUE EMAGRECE A PESSOA DO GRUPO SANGÜÍNEO O:
Algas, brócolis, peixes e frutos do mar, couve-manteiga, sal iodado, carne vermelha (carneiro, boi, carne de caça, vísceras: fígado), espinafre.

Os Alimentos Ideais para o Grupo Sangüíneo O

CARNES E AVES		
BENÉFICO	**NEUTRO**	**A EVITAR**
Boi	Codorna	Ganso
Búfalo	Coelho / lebre	Porco
Caças (veado, corça)	Faisão	Presunto
Cordeiro	Galinha	Toicinho (também no desjejum)
Vísceras: coração, fígado	Pato	
Vitela	Perdiz	
	Peru	

O QUE VOCÊ PRECISA SABER SOBRE CARNES E AVES

- Coma carne com freqüência, mas só em pequenas porções (cerca de 100 a 150 gramas por refeição, não mais). Com isso você poderá incluir a carne em seu cardápio 5 a 7 vezes por semana.
- Coma carne de preferência junto com as verduras e frutas que constam da lista de alimentos "benéficos" ou "neutros". É mais recomendável do que colocar muitos carboidratos em seu prato, como pães e batatas. As verduras e as frutas mantêm os ácidos do estômago bem equilibrados e evitam que as mucosas estomacais fiquem irritadas com o excesso de proteínas de origem animal.

> Se possível, compre só carne de animais que não foram criados com hormônios, rações com aditivos ou outras substâncias nocivas.

- As proteínas de origem animal são biologicamente muito valiosas, mas as "carnes de caça" de nossos tempos são acrescidas de hormônios e antibióticos. Portanto, se possível, tente ingerir carnes de animais criados com alimentação natural, sem suplementos artificiais.
- Aquelas pessoas que temem um aumento grande dos níveis de gordura prejudicial no sangue através da ingestão de carnes – o que reconhecidamente pode ser um enorme risco para o coração e os vasos sanguíneos – podem ficar tranqüilas, dizem os pesquisadores. Segundo eles, o problema não são as gorduras saturadas que ingerimos com as carnes. Os verdadeiros vilões são os carboidratos

complexos, de longas cadeias, que se encontram, por exemplo, em determinados tipos de pães de trigo, pois eles elevam o nível de insulina; a conseqüência é que o corpo armazena gordura nos tecidos e os índices de gordura no sangue ficam alterados.

- De acordo com as experiências do pesquisador Dr. D'Adamo, fígado é um alimento especialmente benéfico para as pessoas do grupo sangüíneo O e contribui para que tenham um corpo sempre esbelto. Mas lembre-se: o fígado (e os rins também) são órgãos de filtragem e desintoxicação através dos quais as substâncias nocivas são eliminadas. Portanto, só coma fígado e coração, rins, bucho, miolo e língua de animais jovens, cujas vísceras ainda não foram sobrecarregadas com essas toxinas.

O QUE VOCÊ PRECISA SABER SOBRE OS PEIXES, OS CRUSTÁCEOS E OS MOLUSCOS

- Peixe é o alimento ideal para as pessoas de grupo sangüíneo O. Sobretudo os peixes de água salgada, que com seu óleo valioso são uma excelente fonte de vitamina K; se for preciso, esta ajuda na coagulação do sangue (por exemplo, no caso de um ferimento na pele). Para as pessoas de tipo sangüíneo O isso é muito importante, pois às vezes falta-lhes determinadas substâncias de coagulação do sangue – assim como faltavam aos homens ancestrais, dos quais elas descendem.

PEIXES, CRUSTÁCEOS E MOLUSCOS		
BENÉFICO	**NEUTRO**	**A EVITAR**
Arenque	Abalone	Arenque marinado
Arenque de primavera	Anchovas	Bagre marinho
Bacalhau fresco	Atum branco	Barracuda
Cavala	Bacalhau	Caramujo marinho
Esturjão	Camarão	Caviar
Linguado	Caramujo	Salmão defumado
Linguado gigante	Caranguejo	Siba (craca)
Lúcio	Carpa	
Lúcio marinho	Caviar beluga	
Peixe-espada	Corvina real	
Perca amarela	Enguia	
Perca de água salgada	Escargot	
Perca listada	Esturjão-beluga	
Rabo amarelo (peixe âmbar)	Lagosta	
Salmão fresco	Lagostim	
Salmonete	Linguado vermelho	
Sardinha	Lúcio pequeno	
Truta arco-íris	Mariscos	
Truta azul	Ostras	
	Pargo	
	Pargo vermelho	
	Perca dentada	
	Perca de sol	
	Perca prateada (peixe-águia)	
	Perca vermelha / dourada	
	Polvo	
	Siba (calamar)	
	Siri	
	Solha	

Truta vermelha / salmão prata
Tubarão
Vieira

- Complete a refeição com frutos do mar, como ostras, mariscos, siris. O iodo contido neles beneficia a inconstante tireóide das pessoas de tipo sangüíneo O.
- O salmão defumado não se enquadra mais na lista dos alimentos benéficos. O arenque marinado ou salgado também está classificado sob a categoria dos alimentos a evitar.

O QUE VOCÊ PRECISA SABER SOBRE OS PRODUTOS DO LEITE, OS QUEIJOS E OS OVOS

- Você nem precisa incluir o leite em sua lista de compras. Ou pelo menos não com tanta freqüência. Apesar de o leite também ser um produto de origem animal, não é muito bem tolerado pelas pessoas do grupo sangüíneo O. O motivo é que historicamente o trato digestivo das pessoas só se desenvolveu a ponto de ser capaz de digerir os derivados do leite na época do surgimento dos homens de grupo sangüíneo A (veja na página 22).
- Consuma com mais freqüência o leite de soja e o queijo de soja (tofu). São boas alternativas, ricas em proteínas, aos produtos do leite de origem animal (por isso também é que constam desta tabela) e não sobrecarregam seu metabolismo.
- Como os derivados de leite, que são ótimas fontes de cálcio, devem ser evitados, a necessidade dessa substância poderá ser suprida de outra maneira. Boas fontes naturais de cálcio são: algas, brócolis,

cenouras, amêndoas, gergelim, sementes de girassol, derivados da soja e sardinhas.

- O cardápio também poderá ser suplementado, de vez em quando, com um ovo – se isso lhe aprouver e for bem tolerado por você.

PRODUTOS DO LEITE, QUEIJOS E OVOS	
NEUTRO	**A EVITAR**
Leite de soja	Creme de leite
Manteiga	Iogurte (magro e gordo)
Mussarela	Kefir (coalhada)
Ovos	Leite de cabra
Queijo da fazenda	Leite integral
Queijo de leite de cabra	Leite magro
Queijo de leite de ovelha	Queijo Brie
Requeijão / queijo de soja (tofu)	Queijo Camembert
	Queijo Cheddar
	Queijo cottage
	Queijo Edamer
	Queijo Emmenthal
	Queijo fresco
	Queijo fundido temperado
	Queijo Gouda
	Queijo Gruyére
	Queijo Parmesão
	Queijo Provolone
	Queijo Roquefort
	Queijo suíço
	Requeijão
	Ricota
	Soro de leite
	Sorvete

O QUE VOCÊ PRECISA SABER SOBRE OS ÓLEOS E AS GORDURAS

- Dê preferência aos chamados óleos vegetais, pois eles contêm valiosos ácidos gordurosos não saturados, que o metabolismo humano não consegue produzir. O comedor de carne do tipo sangüíneo O precisa deles, sobretudo por causa de seus efeitos positivos sobre o elevado teor de gorduras no sangue (colesterol e triglicéridos) que podem prejudicar o coração e os vasos sangüíneos.
- Você pode comer maionese, mas com moderação, pois contém relativamente muita gordura. É um alimento neutro. O mesmo vale para os molhos magros de salada, se contiverem ingredientes benéficos ou pelo menos neutros.
- Ao comprar óleo de colza, veja se ele possui um baixo teor de ácido eruca, pois em grandes quantidades essa substância pode ser prejudicial à saúde.

ÓLEOS E GORDURAS		
BENÉFICO	**NEUTRO**	**A EVITAR**
Azeite de oliva	Manteiga / banha de manteiga	Banha / óleo de coco
Óleo de semente de linhaça	Óleo de colza	Óleo de amendoim
	Óleo de fígado de badejo / óleo de fígado de bacalhau	Óleo de cardo
	Óleo de gergelim	Óleo de milho
	Óleo de semente de girassol	Óleo de semente de algodão

- Lembre-se da famosa regra de culinária: não aqueça demais os óleos prensados a frio para não destruir valiosos ácidos gordurosos e vitaminas.

O QUE VOCÊ PRECISA SABER SOBRE AS NOZES E AS SEMENTES

- Apesar de a proteína vegetal das nozes e sementes não deixar nada a dever à proteína animal, você não deve suprir sua necessidade dessa substância só a partir desse grupo de alimentos. As carnes e as aves são as melhores fontes de energia para você.
- Não fique beliscando as gordurosas nozes e use as sementes só em pequenas quantidades sobre saladas, pães, etc., não só por causa do seu elevado teor de gorduras, mas também porque quase tudo desse grupo de alimentos pode ser um grande peso para sua digestão.

NOZES E SEMENTES		
BENÉFICO	**NEUTRO**	**A EVITAR**
Noz comum	Amêndoa	Amendoim (e também manteiga de amendoim)
Semente de abóbora	Avelã	Castanha-de-caju
	Castanha	Castanha-do-pará
	Noz hickory	Coco
	Noz macadâmia	Pistache
	Noz pecã	Semente de papoula
	Pinhão	
	Semente de gergelim (e também pasta de gergelim – tahine)	
	Semente de girassol	
	Semente de tamarindo	

O QUE VOCÊ DEVE SABER SOBRE AS LEGUMINOSAS E OS FEIJÕES

- Os feijões podem ser usados ocasionalmente como um acompanhamento discreto de pratos. Mas cuidado: com exceção dos quatro tipos benéficos, os demais tipos de feijões e leguminosas contêm lecitinas que prejudicam o equilíbrio ácido-base dos músculos.
- Isso vale também para os amendoins e tamarindos, que botanicamente pertencem ao grupo das leguminosas (você poderá encontrá-los na tabela de nozes e sementes).

> O feijão-azuki é uma espécie de feijão-de-soja vermelho, de fácil digestão, e que possui um conteúdo bastante elevado de substâncias nutritivas e vitais.

FEIJÕES E LEGUMINOSAS

BENÉFICO	NEUTRO	A EVITAR
Feijão-azuki	Ervilha verde	Feijão búlgaro
Feijão-de-olho	Ervilha torta	Feijão-mulatinho
	Favas	Lentilha seca
	Feijão branco	Lentilha verde
	Feijão Cannelini	Lentilha vermelha
	Feijão-de-lima	
	Feijão-preto	
	Feijão-de-soja (vermelho)	
	Feijão-vermelho	
	Grão-de-bico	
	Vagem	

- Repetindo o que já foi dito antes, as pessoas do grupo sangüíneo O ficam mais ativas quando seu tecido muscular se torna ligeiramente ácido.
- Tente incluir de vez em quando em suas refeições os tipos de feijão recomendados. Você terá uma vantagem especial: estimulará a digestão e evitará os abscessos do estômago e do intestino, que comprovadamente ocorrem com mais freqüência em pessoas do tipo sangüíneo O, por causa de sua propensão à elevada taxa de acidez estomacal.

O QUE VOCÊ PRECISA SABER SOBRE OS CEREAIS, AS MASSAS E OS PÃES

- Com os cereais acontece o mesmo que com os produtos do leite: você pode renunciar a eles tranqüilamente. Se os seus acompanhantes à mesa forem pessoas do grupo sangüíneo A, então lhes dê a alegria de saborear alimentos feitos de grãos. Enquanto os grãos sobrecarregam o seu metabolismo, o sistema digestivo das pessoas de tipo sangüíneo A está geneticamente mais bem programado para isso.
- O trigo é especialmente mal tolerado por você. Também não adianta nada separar "o joio do trigo". Risque todos os produtos de trigo de sua lista, desde o início.
- Cuidado: o substituto supostamente mais saudável para o café, feito de cevada, também deve ser esquecido, pelos motivos acima descritos.
- Caso seja difícil, no começo, renunciar totalmente ao pão, coma os alimentos neutros: com eles você não terá problemas digestivos.

> Uma boa alternativa ao trigo é a espelta, uma forma silvestre de trigo, de fácil digestão.

CEREAIS, MASSAS E PÃES	
Neutro	**A Evitar**
Amaranto	Aveia:
Arroz:	– Bolo / pão de aveia
– basmati	Farelo de aveia
– branco	– Farinha de aveia
– estufado	– Flocos de aveia
– em flocos	Cuscuz
– silvestre	Macarrão de trigo sarraceno (soba)
– cubos de	Milho:
– farinha de	– biscoitos de farinha de milho
natural, pão de	– farinha, amido de milho
Centeio:	– flocos de milho
– farinha de centeio	Pão de centeio integral
– flocos crocantes de centeio	Pão e flocos de grãos
– pão de centeio	Pão de Graham
Cevada	Trigo:
Espelta	– bolo de farelo de trigo
Farinha de cevada	– bolo de trigo
Farinha de espelta	– farinha de trigo com grãos de germe de trigo
Farinha de trigo sarraceno	– farinha refinada (tipo 405 ou 550)
Kamut: trigo egípcio	– flocos de trigo
Kascha (trigo sarraceno tostado)	– germe de trigo
Painço	– pão de trigo
Pão crocante	– sêmola de trigo
Pão de espelta	Trigo duro (Durum):
Pão de soja	– farinha de trigo duro
Pão de trigo germinado (pão de Essen)	– sêmola de trigo duro
Pão de trigo sarraceno	Trigo triturado
Pão sem glúten	Pão de trigo integral
Quinoa	
Trigo sarraceno	

- De acordo com os pesquisadores norte-americanos, há um tipo de pão especialmente bem tolerado: o chamado pão de Essen, de grãos de trigo germinado. Tão logo os grãos de trigo começam a formar brotos, as lecitinas de glúten tornam-se mais finas (peça mais informações na loja de produtos naturais).

O QUE VOCÊ PRECISA SABER SOBRE AS VERDURAS

- Apegue-se às verduras. Use e abuse da enorme oferta, pois as verduras contêm os nutrientes essenciais de que o corpo necessita tanto.
- Mas rejeite as verduras da categoria "a evitar". Elas contêm substâncias que não fazem muito bem à saúde das pessoas de tipo sangüíneo O. Por exemplo, elas irritam o trato digestivo e podem provocar reações de hipersensibilidade. Com alguns tipos de repolho, como o de Bruxelas ou a couve-flor, a tireóide pode simplesmente declarar guerra.
- Solanáceas como berinjelas e batatas também devem ser evitadas, pois são co-responsáveis pelas doenças das articulações (artrites). Sabe-se que o milho inibe a produção de insulina e promove o aumento de peso. E não é só isso. Com a produção insuficiente de insulina também se corre o risco de desenvolver *Diabetes mellitus* (doença do açúcar).
- Uma boa notícia: você pode comer tomates tranqüilamente. Eles também pertencem à categoria das solanáceas, mas o seu organismo consegue tolerar bem esse tipo de lecitina.
- E, finalmente, o mais importante: coma bastante couve verde (manteiga), pois ela é muito rica em vitamina K. As pessoas de grupo sangüíneo O

precisam de boas quantidades desta vitamina, porque a maioria delas – como já dissemos antes – não possui em quantidade suficiente um importante fator de coagulação do sangue.

VERDURAS		
BENÉFICO	**NEUTRO**	**A EVITAR**
Abóbora-moranga	Abóbora (todos os tipos, menos a abóbora moranga)	Abacate
Acelga	Abobrinha italiana	Azeitona preta
Alcachofra	Agrião	Batata
Alface romana	Aipo	Berinjela
Algas marinhas	Alface lisa	Broto de alfafa
Alho	Alface roxa	Champignon
Alho-porró	Alface silvestre	Cogumelo shiitake
Batata-doce	Aspargo	Couve chinesa
Brócolis	Azeitona verde	Couve-flor
Cebola	Beterraba	Milho
Chicória	Broto de bambu	Repolho branco
Couve	Broto de feijão	Repolho-de-bruxelas
Couve-rábano	Broto de nabo	Repolho roxo
Dente-de-leão	Castanha-d'água	
Escarola	Cebola de primavera	
Espinafre	Cenoura	
Pastinaca	Cerefólio	
Pimentão vermelho	Chalota	
Quiabo	Cogumelos: abalone, enoki, maitake	
Raiz-forte	Endívia	
Repolho verde	Ervilha torta	
Salsa		
Topinambo		

BENÉFICO	NEUTRO	A EVITAR
	Funcho	
	Gengibre	
	Inhame	
	Nabo	
	Pepino	
	Pimenta vermelha	
	Pimentão verde e amarelo	
	Rabanete	
	Rabanete Daikon	
	Rúcula	
	Tomate	

O QUE VOCÊ PRECISA SABER SOBRE AS FRUTAS

- Se você conhece as frutas recomendadas sob a rubrica "benéfico" só como os chamados "alimentos de estudantes", pode passar a comê-las à vontade daqui para a frente. Pois justamente os figos e as ameixas contêm – mesmo quando secos – substâncias que criam um meio básico, neutralizando o ácido estomacal abundante nas pessoas de tipo sangüíneo O. Uma regra fundamental: todas as frutas vermelhas, azuis e violetas agem de forma básica no trato digestivo.
- Os melões de mel também têm um efeito inibidor de ácidos, mas o estômago reage de forma sensível a essas frutas.
- O estômago aceita sem problemas a grapefruit, uma fruta muito ácida, porque depois da digestão ela se torna alcalina.
- Cuidado com as amoras; elas contêm lecitinas que perturbam sensivelmente a digestão de pessoas do grupo sangüíneo O.

FRUTAS		
BENÉFICO	**NEUTRO**	**EVITAR**
Ameixa (frescas e secas)	Abacaxi	Amora
Ameixa-preta	Aixela	Banana-da-terra
Figo (fresco)	Banana	Laranja
	Caqui	Lichi
	Cereja	Melão-cantalupo
	Cereja silvestre (vermelha e preta)	Melão-mel
	Damasco	Morango
	Framboesa	Ruibarbo
	Frutinha do sabugueiro	Tangerina
	Grapefruit	
	Groselha	
	Kiwi	
	Lima	
	Maçã	
	Manga	
	Melão (exceto melão cantalupo e mel)	
	Murtinho	
	Nectarina	
	Papaia	
	Pêra	
	Pêssego	
	Romã	
	Tâmara	
	Uva / limão	
	Uva-passa	

O QUE VOCÊ PRECISA SABER SOBRE SUCOS DE FRUTAS E DE VERDURAS

- Estes sucos não são exatamente adequados para matar a sede. Beba os sucos mais consumidos –

de abacaxi, cereja ou ameixa seca – com prudência, em pequenos goles, quase como um remédio.

- Se você quiser preparar uma saborosa vitamina, não misture sucos de frutas com sucos de verduras. A única exceção: de vez em quando você poderá misturar um pouco de suco de cenoura ao seu "coquetel" vitamínico.
- Aproveite as características alcalinas dos sucos de verduras neutras. Elas facilitam a digestão e a circulação sangüínea e além disso estimulam o metabolismo.
- Ao comprar sucos de verduras prontos, preste atenção ao teor de sal. No suco de tomate ele só pode chegar até no máximo 10%.

SUCOS DE FRUTAS E DE VERDURAS		
BENÉFICO	**NEUTRO**	**A EVITAR**
Suco de abacaxi	Suco de abricó	Cidra
Suco de ameixa-seca	Suco de aipo	Suco de couve
Suco de cerejas (cereja doce)	Suco de cenoura	Suco de laranja
	Suco de grapefruit	Suco de maçã
	Suco de limão (diluído)	
	Suco de murtinho	
	Suco de papaia	
	Suco de pepino	
	Suco de tomate (com limão)	
	Suco de uva	
	Suco de verduras (verduras recomendadas)	

O QUE VOCÊ PRECISA SABER SOBRE AS ERVAS E OS CONDIMENTOS

- O extrato de algas é uma boa opção como condimento, mas além disso, como todos os vegetais marinhos (veja na tabela de verduras), regula o metabolismo e exerce um efeito protetor sobre a mucosa do estômago.
- A primeira escolha para os seus pratos bem temperados deve ser: salsa fresca e condimentos que produzem calor em seu corpo, como curry, gengibre ou pimenta-de-caiena. Todos esses temperos tranqüilizam o trato digestivo.
- Cuidado: não use o vinagre como um tempero universal. Diante da aparentemente incontestável preferência de que esse elixir ácido goza em nosso país, isso vai provocar um grande espanto junto aos seus fãs. As causas disso não são tanto as lecitinas. O pesquisador dos grupos sangüíneos, Dr. D'Adamo, com seus colaboradores, testou a tolerância a diversos tipos de vinagre em milhares de pacientes. E os resultados não foram promissores entre as pessoas da amostra pertencente ao grupo sangüíneo O. O motivo é que esse tempero ácido, segundo os médicos norte-americanos, irrita muito a mucosa estomacal, já obrigada a se confrontar com os abundantes ácidos existentes no estômago. Até mesmo o adocicado ketchup é considerado tão ácido como o vinagre.
- Mas há algumas coisas deliciosas às quais você não precisa renunciar: o mel, o açucar e até o chocolate – naturalmente se consumidos de forma moderada – podem adoçar a sua vida.

ERVAS E CONDIMENTOS		
BENÉFICO	**NEUTRO**	**A EVITAR**
Cúrcuma (raiz amarela)	Açafrão	Alcaparras
Curry	Açafrão em pó (Koriander)	Amido de milho
Extrato de algas	Açúcar (branco e mascavo)	Baunilha
Pimenta-de-caiena	Ágar-ágar	Canela
Salsa	Alcaravia	Conservas doces e salgadas (picles misto, ketchup)
	Alecrim	Maionese
	Alho	Noz moscada
	Aneto	Pimenta em pó (preta e branca)
	Araruta	Vinagre balsâmico
	Basílico	Vinagre branco
	Bergamota	Vinagre de maçã
	Cacau / chocolate	Vinagre de vinho (branco e tinto)
	Cardamomo	Xarope de milho
	Cebolinha	
	Cerefólio	
	Cravo-da-índia	
	Cravo em pó	
	Erva-doce	
	Estragão	
	Extrato de amêndoa	
	Gelatina	
	Gengibre	
	Hortelã (também hortelã-pimenta)	
	Louro	
	Malte de cevada	
	Mel	
	Melaço	
	Melissa cítrica	
	Missô (pasta de soja)	

Molho de soja
Molho Worcester
Mostarda em pó
Óleo de pervinca
Orégano
Páprica em pó
Pimenta-do-reino
Pimenta vermelha
Raiz-forte
Sal
Sálvia
Segurelha
Tamari (molho de soja)
Tamarindo
Tapioca
Tártaro
Tomilho
Xarope de bordo

O QUE VOCÊ PRECISA SABER SOBRE CHÁS DE ERVAS

- Escolha o chá de ervas de sua preferência ou faça misturas das ervas das colunas "benéfico" e "neutro". Os chás de ervas recomendados exercem um efeito maior nos sistemas digestivo e imunológico de pessoas pertencentes ao grupo sangüíneo O.
- Não misture, de jeito nenhum, um chá de ervas da categoria "a evitar" com os de outras categorias.

> Ao comprar chá, preste atenção se ele tem algum certificado. Alguns chás importados contêm consideráveis quantidades de substâncias nocivas.

Além de provocarem uma forte rejeição própria do corpo, esses chás podem ter o efeito (indesejado para pessoas do tipo sangüíneo O) de uma diluição maior do sangue.

- Lembre-se: os chás de ervas contêm substâncias vegetais ativas, por isso não são adequados para um consumo a longo prazo.

CHÁS DE ERVAS		
BENÉFICO	**NEUTRO**	**A EVITAR**
Amora	Bétula branca	Alfafa
Casca de olmo americano	Camomila	Azedinhas crespas
Dente-de-leão	Cardo	Babosa
Erva de passarinho	Casca de carvalho branco	Bardana-maior
Flor de tília	Chá verde	Bolsa-de-pastor
Fruto de roseira brava	Espinheira-branca	Cabelo de milho
Gengibre	Folha de groselha	Chapéu-de-sol (equinácea)
Hortelã	Ginseng	Erva-de-são-joão
Lúpulo	Hortelã verdadeira	Extrato de laranja (canadense)
Salsa	Hortelã verde	Folha de morango
Salsaparrilha	Raiz de alcaçuz	Folhas de sene
Trevo chifre-de-bode	Sabugueiro	Genciana
	Sálvia	Ruibarbo
	Tomilho	Trevo roxo
	Valeriana	Tussilagem
	Verbasco	
	Verbena	

O QUE VOCÊ PRECISA SABER SOBRE AS BEBIDAS

- Caso até agora você tenha bebido café com regularidade, não interrompa esse hábito subitamente. Seu corpo poderia reagir mal e responder com sintomas de abstinência, como dores de cabeça, esgotamento ou irritabilidade. Vá reduzindo aos poucos a ingestão dessa bebida até conseguir se livrar dela sem problemas. Como substituto da cafeína você poderá usar o chá verde, que está na coluna de produtos neutros da listagem abaixo.

> Café de cevada, café de dente-de-leão, café de chicória e outros substitutos do café não contêm cafeína, mas através da torrefação muito intensa das partes da planta podem ser produzidos carburados, substâncias potencialmente cancerígenas.

- No mais, o espectro geral das bebidas recomendadas inclui a água pura, ou seja, água da fonte, água mineral e eventualmente um copo de vinho ou de cerveja. Quem aprecia a famosa Club Soda americana poderá tranqüilamente saciar sua sede com ela.

BEBIDAS

BENÉFICO	NEUTRO	A EVITAR
Água pura (água de fonte e mineral)	Água de mesa	Bebidas alcoólicas
	Cerveja	Bebidas à base de cola
	Chá verde	Café (mesmo sem cafeína)
	Vinho branco	Chá preto
	Vinho tinto	Limonada dietética

Grupo Sangüíneo A
Um olhar sobre o que é mais importante

Origem: primeiros comportamentos sedentários, agricultores.

Sistema digestivo: sensível. Tem dificuldades para decompor as proteínas e gorduras de origem animal. Tolera bem as verduras, o queijo de soja (tofu), os peixes e frutos do mar, cereais, leguminosas e frutas.

Sistema imunológico: sensível e adaptável.

Recomendações: muitas verduras frescas, comidas naturais, produtos de grãos (com exceção do trigo) e alimentos à base de soja.

SE O SEU PROBLEMA É EMAGRECER...

Você não conseguirá muita coisa comendo carne. Em pessoas de tipo sangüíneo A, a proteína animal atrapalha o metabolismo. Diferentemente de seus contemporâneos do grupo sangüíneo O, que ficam bastante estimulados depois de comer um belo bocado de carne, uma picanha suculenta rouba a energia da pessoa do tipo sangüíneo A, tornando-a indolente e desconcentrada. A fim de preparar as proteínas e prosseguir a digestão, seu corpo precisa se esforçar ao máximo. Ele não consegue, como no caso da pessoa de tipo sangüíneo O, disponibilizar uma quantidade suficiente de ácidos estomacais para decompor quimicamente essa comida difícil de digerir. Podemos incluir nesse caso também o leite, rico em gorduras saturadas. Em poucas palavras: o leite não deixa as pessoas do grupo sangüíneo A muito estimuladas – e sim gordas.

Podem surgir problemas também com o trigo, apesar de ele se incluir entre os produtos cultivados, para os quais as pessoas do grupo sangüíneo A foram especialmente criadas. Não coma grandes quantidades desse grão, pois seu tecido muscular reagirá negativamente. Sabe-se também que o trigo desencadeia uma reação alcalina nas pessoas de tipo sangüíneo O. Em ambos os casos as reações são indesejáveis. Quem possui o tipo sangüíneo O precisa de um tecido muscular ácido, mas quem tem um tipo sangüíneo A precisa de um tecido muscular alcalino para se sentir bem.

Edemas e pneuzinhos de gorduras são as conseqüências visíveis do metabolismo deficiente das pessoas do grupo sangüíneo A.

ALIMENTOS QUE ENGORDAM A PESSOA DO GRUPO SANGÜÍNEO A:
Carne, feijão-mulatinho, feijão-de-lima, produtos do leite, trigo (em grandes quantidades).

ALIMENTOS QUE EMAGRECEM A PESSOA DO GRUPO SANGÜÍNEO A:
Abacaxi, verduras, óleos vegetais, feijão de soja e pratos com soja.

Os Alimentos Ideais para o Grupo Sangüíneo A

O QUE VOCÊ PRECISA SABER SOBRE CARNES E AVES

- Você não precisa virar as costas para o seu açougueiro. A mudança de hábitos funcionará melhor se daqui em diante você for colocando cada vez menos carne em seu prato.

- O seu "desapego" da carne será mais fácil se você substituí-la de vez em quando por mais aves e peixes em suas refeições.
- Salsichas, presunto, toicinho no café da manhã e outros derivados da carne estão na "lista negra". Esses produtos contêm muitos sais de nitrito que podem trazer problemas ao estômago, já carente de ácidos, das pessoas pertencentes ao grupo sangüíneo A.

CARNES E AVES	
NEUTRO	**A EVITAR**
Galinha	Búfalo
Peru	Caça (veado, corça)
	Carne de boi
	Carneiro
	Codorna
	Coelho
	Cordeiro
	Faisão
	Ganso
	Pato
	Perdiz
	Porco (e também presunto e toicinho)
	Vísceras: coração e fígado
	Vitela

O QUE VOCÊ PRECISA SABER SOBRE OS PEIXES, OS CRUSTÁCEOS E OS MOLUSCOS

- Coma peixes duas ou três vezes por semana – mas só em pequenas porções.

PEIXES, CRUSTÁCEOS E MOLUSCOS		
BENÉFICO	**NEUTRO**	**A EVITAR**
Bacalhau fresco	Abalone	Arenque de primavera
Caracol de vinha	Atum (branco)	Arenque (também marinado)
Carpa	Corvina real	Barracuda
Cavala	Esturjão	Camarão
Lúcio pequeno	Lúcio	Caracol marinho
Perca de água doce (perca amarela americana)	Pargo	Caranguejo
Salmão (fresco)	Peixe-espada	Caranguejo de água doce
Salmonete	Perca de areia / branca	Caviar
Sardinha	Perca marinha	Enguia
Perca dentada	Perca vermelha / perca dourada	Esturjão-beluga
Perca prateada (peixe-águia)	Rabo amarelo (peixe âmbar)	Lagosta
Polvo	Tubarão	Linguado
Truta vermelha		Linguado marinho
Truta arco-íris		Linguado vermelho
		Lúcio marinho
		Marisco
		Mexilhão
		Ostra
		Peixe gato / bagre
		Perca listada
		Perca de sol / perca de brânquias
		Sardelas (anchovas)
		Siba (polvo e calamar)
		Siri
		Solha
		Vieira

- Os melhores para você são os tipos um pouco mais gordurosos (coluna à esquerda). O problema com os peixes mais magros, como solhas ou linguados, são certas lecitinas que eles contêm. O trato digestivo das pessoas do grupo sangüíneo A reage de forma acentuada a essas substâncias proteínicas, ficando muito irritado.
- Os caramujos são um caso à parte: os marinhos não são recomendáveis para o consumo desse grupo de pessoas, porém os caramujos de vinha (terrestres) são altamente recomendáveis. Eles são providos de lecitinas especialmente eficientes, que mostram todo o seu lado positivo às pessoas dos grupos sangüíneos A e AB: comprovadamente você até poderá impedir que células cancerosas, por exemplo, do câncer de mama, atinjam os canais linfáticos.

O QUE VOCÊ PRECISA SABER SOBRE OS PRODUTOS DO LEITE, OS QUEIJOS E OS OVOS

- Cuidado com os produtos do leite: nas pessoas de tipo sangüíneo A os anticorpos do sangue são, em sua maioria, inimigos do açúcar primário contido no leite integral. Com leite de soja ou de cabra o seu estômago e o seu intestino vão se dar melhor.
- O ovo quente diário do seu café da manhã deverá ser relegado ao passado. Um ovo caipira de vez em quando será suficiente. Mas isso também significa que praticamente tudo o que é preparado com ovos deve ir para a mesa o mais raramente possível.

PRODUTOS DO LEITE, QUEIJOS E OVOS		
BENÉFICO	**NEUTRO**	**A EVITAR**
Leite de soja	Creme azedo	Creme de leite
Queijo de soja	Iogurte (também iogurte de frutas)	Leite magro / integral
Requeijão de soja (tofu)	Kefir (coalhada)	Manteiga
	Leite de cabra	Queijo Brie
	Mussarela (magra)	Queijo Camembert
	Ovos	Queijo Cheddar
	Queijo da fazenda	Queijo Cottage
	Queijo de leite de cabra	Queijo Edamer
	Queijo de leite de ovelha	Queijo Emmenthal
	Ricota (magra)	Queijo fresco
	Sorvete de iogurte	Queijo fundido temperado
		Queijo Gouda
		Queijo Gruyére
		Queijo Parmesão
		Queijo Provolone
		Queijo Roquefort
		Queijo suíço
		Requeijão
		Soro de leite
		Sorvete

O QUE VOCÊ PRECISA SABER SOBRE ÓLEOS E GORDURAS

- Na alimentação das pessoas do grupo sangüíneo A, a gordura não representa um papel muito importante. Pelo menos não no que se refere à quantidade. Na hora das escolhas, tudo muda: o óleo de milho e o óleo de cardo, por exemplo, contêm lecitinas que podem trazer problemas à digestão.

- O azeite de oliva é bem mais tolerado e, comparado com o óleo de semente de linhaça, também é a melhor escolha quanto ao sabor.
- O óleo de colza deve ser pobre em ácidos eruca – em grandes quantidades essas substâncias podem prejudicar a sua saúde.
- E mais: a maionese pronta, muitas vezes preparada com diversos tipos de óleo, deve ser abolida de sua despensa. Em vez disso, prepare molhos de salada pobres em gorduras, usando só os óleos recomendados, benéficos ou neutros.

ÓLEOS E GORDURAS		
BENÉFICO	**NEUTRO**	**A EVITAR**
Azeite de oliva Óleo de semente de linhaça	Óleo de colza Óleo de fígado de badejo / óleo de fígado de bacalhau Óleo de semente de girassol	Banha de coco Manteiga Óleo de cardo Óleo de coco Óleo de gergelim Óleo de milho Óleo de semente de algodão

O QUE VOCÊ PRECISA SABER SOBRE AS NOZES E AS SEMENTES

- Tenha sempre amendoins em casa. Eles contêm certas proteínas que, principalmente no caso de abstenção de carnes, podem ser muito importantes para você.

- Tire os amendoins da casca mais grossa, mas não deixe de comer a película marrom que os envolve. Ela contém lecitinas úteis, que possuem efeito anticancerígeno.

NOZES E SEMENTES		
BENÉFICO	**NEUTRO**	**A EVITAR**
Amendoim (e também manteiga de amendoim)	Amêndoas	Castanha-de-caju
Semente de abóbora	Avelãs	Castanha-do-pará
	Castanhas	Coco
	Noz grande	Pistache
	Noz Hickory	Semente de tamarindo
	Noz macadâmia	
	Noz pecã	
	Pinhão	
	Semente de gergelim (também pasta de gergelim, tahine)	
	Semente de girassol	
	Semente de papoula	

O QUE VOCÊ PRECISA SABER SOBRE OS FEIJÕES E AS LEGUMINOSAS

- Apesar das leguminosas da coluna à direita, que devem ser evitadas, você estará seguro comendo feijões e leguminosas em geral, pois para as pessoas do tipo sangüíneo A elas são importantes fontes de proteína vegetal.
- Cuidado com as leguminosas da coluna "A Evitar": elas contêm lecitinas que prejudicam a produção de insulina. Com o tempo isso poderá estimular a

formação de novos "pneuzinhos" – e é sobretudo um fator de risco para *Diabetes mellitus* (doença do açúcar).

FEIJÕES E LEGUMINOSAS		
BENÉFICO	**NEUTRO**	**A EVITAR**
Feijão-azuki	Ervilha torta	Feijão búlgaro
Feijão-de-olho	Ervilhas verdes	Feijão-de-lima
Feijão-preto	Favas	Feijão-mulatinho
Feijão-de-soja (vermelho)	Feijão-branco	Feijão-vermelho
Lentilha (verde e vermelha)	Feijão Canellini	Grão-de-bico
Lentilha seca		
Vagem verde		

O QUE VOCÊ PRECISA SABER SOBRE OS CEREAIS, AS MASSAS E OS PÃES

- Prefira cereais de boa qualidade, de produção biologicamente controlada. Eles devem possuir uma capacidade germinativa de 90%.
- Caso você queira utilizar farinha de trigo com germe de trigo ou sêmola de trigo, combine seus pratos, se possível, com frutas alcalinas como abacaxi, ameixas, grapefruit ou outras frutas benéficas da tabela de frutas. Isso reduz o efeito da produção excessiva de ácidos na musculatura. O tipo sangüíneo A precisa – diversamente do tipo sangüíneo O – de um tecido alcalino mais forte para ficar em forma.

CEREAIS, MASSAS E PÃES		
BENÉFICO	**NEUTRO**	**A EVITAR**
Amaranto	Arroz:	Pães de grãos e flocos de grãos
Arroz:	– basmati	Pão preto de centeio natural
– farinha de arroz	– branco	Trigo:
– flocos de arroz	– natural	– farelo de trigo, bolinho de trigo
Farinha de aveia / aveia triturada	– silvestre	– farinha branca refinada (tipo 405 ou 550)
Farinha de centeio	– farelo de arroz	– flocos de trigo
Farinha de soja	– flocos de arroz	– germe de trigo
Pão de farinha de aveia germinada	– pão de arroz	– macarrão de trigo
Pão de germe de trigo	Aveia:	– pão de farinha dura
Pão de soja	– bolinho de aveia	– pão de miga
Pão de trigo germinado (pão de Essen)	– farelo de aveia	– pão de trigo
Pasta de inhame	– flocos de aveia	– pão de trigo integral
Trigo sarraceno:	Cevada:	– sêmola de farinha dura
– Kasha (trigo sarraceno torrado)	– farinha de cevada	– trigo triturado
– macarrão de trigo sarraceno (soba)	Espelta:	
	– farinha de espelta	
	– macarrão de espelta	
	Kamut (trigo egípcio)	
	Milho:	
	– bolinhos de milho	
	– cornflakes	
	– farinha de milho, amido de milho	
	– flocos de milho	
	Painço:	
	– pão de painço	
	Pão sem glúten	
	Pão sueco	
	Quinoa	

BENÉFICO	NEUTRO	A EVITAR
	Trigo: – cuscuz – farinha com glúten – farinha de trigo duro – farinha de trigo com germe de trigo – sêmola de trigo – trigo integral triturado	

- O que é importante: se você está sempre resfriado e produz muito muco ou sofre freqüentemente de acessos de asma, evite os cereais integrais. Mais ainda se tiver de lutar constantemente contra os quilos supérfluos. Com pães e broas de farinha de soja ou de arroz você estará mais bem servido.
- Preste atenção se no pão de trigo germinado não foram misturados outros ingredientes complementares, na hora de assar. Geralmente, naquele pão supostamente bem tolerado por você foram acrescentadas lecitinas de glúten de difícil digestão.

O QUE VOCÊ PRECISA SABER SOBRE AS VERDURAS

- Vitaminas, minerais, proteínas, carboidratos, fibras, etc. Você poderá aproveitar ao máximo essas diversas substâncias importantes para a vida e para a preservação da saúde, contidas nas verduras, se apenas as refogar levemente ou até mesmo as ingerir cruas (na medida do possível).
- Existem alguns tipos de verduras que não são bem tolerados pelas pessoas do grupo sangüíneo A. Dentre essas podemos citar os tomates, cujas albuminas

VERDURAS		
BENÉFICO	**NEUTRO**	**A EVITAR**
Abóbora-moranga	Abacate	Azeitona preta
Acelga	Abóbora (todos os tipos, menos abóbora-moranga)	Batata
Alcachofra	Abobrinha italiana	Batata doce
Alface romana	Agrião	Berinjela
Alho	Aipo	Champignon branco
Alho-porró	Alface	Couve chinesa
Brócolis	Alface roxa	Inhame
Broto de alfafa	Algas	Pimenta mexicana
Cebola	Aspargo	Pimentão (vermelho, amarelo e verde)
Cenoura	Azeitonas verdes	Repolho roxo
Chicória	Beterraba	Repolho verde
Couve-manteiga	Broto de bambu	Tomate
Couve-rábano	Broto de feijão	
Dente-de-leão	Castanha-d'água	
Espinafre	Cebola de primavera	
Pastinaca	Chalota	
Quiabo	Champignon marrom	
Raiz-forte	Cogumelos:	
Salsa	– abalone	
Topinambo	– cogumelo enoki	
	– cogumelo maitake	
	– cogumelo-ostra	
	Couve-flor	
	Couve Paksoi	
	Daikon	
	Endívia	
	Ervilha torta	
	Funcho	

BENÉFICO	NEUTRO	A EVITAR
	Gengibre	
	Milho verde	
	Pepino	
	Rabanete	
	Rabanetes (brotos)	
	Rábano	
	Repolho-de-bruxelas	
	Rúcula	

(panhemaglutinina) também não são benéficas ao sangue dos outros grupos. Nos tipos sangüíneos A e B, os efeitos são piores, porque neles essas substâncias atacam massivamente o sistema digestivo.

- O alho não é usado apenas como ótimo antídoto contra vampiros. Essa liliácea de cheiro forte, com mais de 200 componentes, possui uma enorme força terapêutica, da qual todos nós nos beneficiamos. Isso deve ser enfatizado justamente para a pessoa do grupo sangüíneo A. Para o seu sistema de defesa tão peculiar, os componentes do alho – substâncias que matam bactérias e vírus – são uma bem-vinda proteção.

O QUE VOCÊ PRECISA SABER SOBRE AS FRUTAS

- Com as frutas ocorre o mesmo que com as verduras. Aproveite suas boas propriedades e coma-as de manhã, no almoço e à noite, no jantar.
- As frutas sempre enriquecem o cardápio, não só quando são comidas cruas, mas também preparadas de forma a preservar suas qualidades, como em geléias e doces.

- Se você costuma consumir muitos cereais, coma de preferência as frutas da coluna esquerda da tabela (benéfico). Elas contribuem para que o tecido muscular não fique muito ácido.

FRUTAS		
BENÉFICO	**NEUTRO**	**A EVITAR**
Abacaxi	Amora silvestre (vermelhas e pretas)	Banana
Aixela	Caqui	Banana-da-terra
Ameixa (frescas e secas)	Carambola	Laranja
Ameixa-preta	Figo-de-cacto	Manga
Amora	Framboesa	Melão-cantalupo
Cereja	Goiaba	Melão-mel
Damasco	Groselha	Papaia
Figo (frescos e secos)	Kiwi	Ruibarbo
Grapefruit	Kumquat	Tangerina
Limão	Lichívia	
Murtinho	Lima	
	Melancia	
	Melão (exceto cantalupo e mel)	
	Morango	
	Nectarina	
	Pêra	
	Pêssego	
	Romã	
	Sabugueiro	
	Tâmara	
	Uva (azul e verde)	
	Uva-passa	

- O abacaxi é campeão absoluto quando se trata de boa digestão e bom metabolismo, porém as mangas e as papaias, apesar de também conterem muitas enzimas digestivas, não são benéficas para as pessoas do grupo sangüíneo A.
- Cuidado com as laranjas: seus ácidos agridem a mucosa sensível do estômago, de meio básico, das pessoas do grupo sangüíneo A. Apesar de seus parentes, como o grapefruit ou o limão, também serem ácidos, não causam muitos problemas ao estômago. Pelo contrário, por causa de seus efeitos alcalinos, essas frutas cítricas agem, no geral, de forma positiva sobre a digestão.

O QUE VOCÊ PRECISA SABER SOBRE OS SUCOS DE FRUTAS E VERDURAS

- Dilua sempre os sucos mais grossos com água.
- Beba mais dos sucos considerados benéficos, por causa de seu efeito alcalino.
- Não misture sucos de frutas com os de verduras. As maçãs e as cenouras podem, de vez em quando, ser acrescentadas aos sucos para acentuar seu sabor.

SUCOS DE FRUTAS E DE VERDURAS		
BENÉFICO	**NEUTRO**	**A EVITAR**
Suco de abacaxi	Cidra	Suco de laranja
Suco de abricó	Suco de maçã	Suco de papaia
Suco de aipo	Suco de murtinho	Suco de tomate
Suco de ameixa-seca	Suco de pepino	
Suco de cenoura	Suco de repolho	
Suco de cereja	Suco de verduras (recomendadas)	
Suco de grapefruit	Suco de uva	
Suco de limão (diluído)		

O QUE VOCÊ PRECISA SABER SOBRE AS ERVAS E OS CONDIMENTOS

- Experimente as diversas preparações de soja como tempero: tamari, um molho de sabor forte, produto colateral da preparação do missô. O missô é uma pasta fermentada salgada feita de soja com sal. Às vezes se acrescenta a ela um cereal. O tamari pode ser usado quase tão universalmente quanto o tempero Maggi. O missô é um ingrediente picante para sopas, molhos, molhos de salada ou como pasta de passar no pão.
- Ao comprar molhos de soja, examine com cuidado as informações do rótulo; conforme o tipo de molho, com exceção do molho de feijão-de-soja fermentado, eles podem conter trigo (com glúten).

ERVAS E CONDIMENTOS		
BENÉFICO	**NEUTRO**	**A EVITAR**
Alho	Açafrão	Alcaparra
Gengibre	Açafrão em pó	Alimentos em conserva (salgados e doces, como picles misto e molho inglês)
Malte de cevada	Açúcar (branco e mascavo)	Gelatina
Melaço	Ágar-ágar	Ketchup
Missô (pasta de soja)	Alcarravia / cominho	Maionese
Mostarda	Alecrim	Molho Worcester
Tamari (molho de soja)	Aneto	Pimenta (vermelha, branca e preta)
	Araruta	Pimenta-de-caiena
	Basílico	
	Baunilha	
	Bergamota	
	Cacau / chocolate	
	Calda de açúcar	

BENÉFICO	NEUTRO	A EVITAR
	Calda de bordo	Vinagre de vinho (branco e tinto)
	Canela	Vinagre balsâmico
	Cardamomo	Vinagre branco
	Cebolinha	Vinagre de maçã
	Cerefólio	
	Cravo-da-índia	
	Cravo em pó	
	Cúrcuma (raiz amarela)	
	Curry	
	Erva-doce	
	Estragão	
	Extrato de algas	
	Extrato de amêndoas	
	Hortelã (também hortelã-pimenta e limão)	
	Louro	
	Manjericão	
	Mel	
	Melissa	
	Molho de salada	
	Mostarda em pó	
	Noz moscada	
	Orégano	
	Páprica em pó	
	Raiz forte	
	Sal	
	Salsa	
	Sálvia	
	Segurelha	
	Tapioca	
	Tártaro	
	Tomilho	
	Xarope de milho, amido de milho	

- Os alimentos doces não precisam ser totalmente abolidos de sua alimentação. Use comedidamente frutas e verduras em conserva, salgadas e doces. Os pesquisadores dos grupos sangüíneos passaram um lápis vermelho nos alimentos conservados em vinagre para as pessoas de tipos sangüíneos A e O, por causa dos efeitos indesejados decorrentes da produção de ácidos. As pessoas com baixos níveis de acidez estomacal, segundo estudos realizados, são mais propensas a ter câncer de estômago. As estatísticas apontam os grupos sangüíneos A e AB como os mais suscetíveis à doença. Os cientistas relacionam o fato com o elevado consumo de alimentos salgados em conserva e fermentados.
- De qualquer forma, renuncie ao ketchup. Não só porque ele contém vinagre, um ingrediente que deve ser racionado, pelos motivos acima mencionados, mas sobretudo por causa da grande quantidade de tomates, que não são bem tolerados pelo seu sistema digestivo (veja também na tabela de verduras).
- Para os gulosos, cuidado: apesar do açúcar e do chocolate pertencerem à categoria dos alimentos neutros, só devem ser saboreados com moderação.

O QUE VOCÊ PRECISA SABER SOBRE OS CHÁS DE ERVAS

- Esta seleção de chás visa dar algum estímulo às defesas imunológicas um tanto débeis das pessoas do grupo sangüíneo A (por exemplo, com ervas como babosa, alfafa, bardana-maior e chapéu-de-sol). Também são benéficas para o coração e a circulação, assim como para uma digestão regular.

CHÁS DE ERVAS		
BENÉFICO	**NEUTRO**	**A EVITAR**
Alfafa	Amora	Azedinhas crespas
Babosa	Aroma de laranja canadense	Cabelo de milho
Bardana-maior	Bétula branca	Gatária (hortelã-gato)
Camomila	Bolsa-de-pastor	Ruibarbo
Cardo-mariano	Casca de carvalho branco	Trevo vermelho
Casca de olmo americano	Dente-de-leão	
Chapéu-de-sol (equinácea)	Erva de passarinho	
Erva-de-são-joão	Flor de tília japonesa	
Espinheira-branca	Folha de groselha	
Frutos de roseira-brava	Folha de morango	
Gengibre	Folha de sene	
Ginseng	Genciana	
Valeriana	Hortelã (também hortelã-pimenta)	
	Lúpulo	
	Raiz de alcaçuz	
	Sabugueiro	
	Salsa	
	Salsaparrilha	
	Sálvia	
	Tomilho	
	Tussilagem	
	Verbena	

- Não use uma erva específica para chá como um hábito contínuo. Mude constantemente o tipo de erva utilizada. Os chás de ervas são substâncias terapêuticas eficazes. Se você quiser obter um efeito determinado, use a quantidade e a combinação certas de ervas no seu chá. Informe-se antes – de preferência com seu farmacêutico ou médico – para saber qual dos chás das categorias "benéfico" e "neutro" você pode usar numa combinação ideal. No campo das ervas para chás há muitos novos conhecimentos científicos, que deveríamos usar em nosso favor.

O QUE VOCÊ PRECISA SABER SOBRE AS BEBIDAS

- Um copinho de vinho tinto comprovadamente faz bem ao coração e à circulação. Segundo estudos recentes (na Alemanha), isso se aplica também ao vinho branco. Porém, as pesquisas ainda não estão totalmente concluídas de modo a comprovar cientificamente essa antiga sabedoria popular.
- De vez em quando, uma pequena xícara de café é algo que pode fazer bem para as pessoas do grupo sangüíneo A. O café libera os ácidos e contém enzimas importantes, que também estão contidas na soja.
- Difícil de acreditar: não beba o café descafeinado em grandes quantidades, principalmente quando seus níveis de gordura no sangue estiverem elevados. Justamente essa infusão louvada antigamente como benéfica ao coração costuma levar o colesterol às alturas.
- Quanto à água, devemos levar em conta uma sutil diferença: a água pura não deve ser entendida como água da fonte ou água mineral natural. A água da fonte provém de reservatórios subterrâneos e deve ser coletada diretamente na fonte. Não precisa de certificação oficial. A água mineral natural é

diferente: é coletada em grandes profundidades e precisa conter substâncias minerais e elementos-traço.

- A água de mesa é uma mistura, produzida industrialmente, de águas potável, da fonte e mineral. Pode até conter água do mar ou salgada, como também outras substâncias, adicionadas posteriormente (como soda).
- Além de água pura, recomenda-se a ingestão de chá verde. Não só porque as substâncias que contém estimulam o sistema nervoso central e melhoram a memória, mas também porque essa bebida nacional japonesa possui um efeito de proteção às mucosas, o que pode evitar o surgimento de câncer.

BEBIDAS		
BENÉFICO	**NEUTRO**	**A EVITAR**
Água pura Café de grãos (e também café descafeinado) Chá verde Vinho tinto	Água de mesa Vinho branco	Bebidas alcoólicas destiladas Chá preto Cerveja Limonada dietética Refrigerantes à base de cola

Grupo Sangüíneo B
Um olhar sobre o que é mais importante

Origem: nômades, habitantes das estepes.

Sistema digestivo: robusto. Tolera carne (mas não carne de galinha!).

SE O SEU PROBLEMA É EMAGRECER...

As suas refeições não deveriam conter, sobretudo, combinações de milho, trigo sarraceno, lentilhas, amendoins, gergelim e produtos do trigo. As lecitinas que entram no corpo através desses alimentos têm uma constituição diferente, mas possuem algo em comum. Todas elas podem impedir a produção de insulina. Entre outras coisas, esse hormônio do pâncreas é responsável pelo aproveitamento do açúcar nas células. Além disso, ele estimula o metabolismo dos carboidratos e mantém o equilíbrio do nível de açúcar no sangue. Mas tudo isso pode ser prejudicado quando há insuficiência de insulina. Isso pode, por exemplo, ser percebido através de uma grande fadiga após as refeições. As lecitinas de glúten contidas no germe de trigo e nos produtos de trigo integral também prejudicam o metabolismo das pessoas do grupo sangüíneo B. O efeito é uma queima mais lenta dos nutrientes. Tudo o que não puder ser convertido em energia é depositado mais cedo ou mais tarde nas células de gordura das coxas, das nádegas e da barriga.

Um fenômeno estranho é que as lecitinas do trigo atrapalham bem menos o metabolismo das pessoas do tipo sangüíneo B do que, por exemplo, de suas contemporâneas do grupo sangüíneo O. Mas quando consomem as outras lecitinas prejudiciais dos produtos de milho, as pessoas do grupo sangüíneo B sofrem bem mais. Por isso, os integrantes deste grupo que quiserem perder suas gordurinhas deveriam abolir totalmente o trigo. Em compensação, não precisarão evitar muito os produtos de leite.

ALIMENTOS QUE ENGORDAM AS PESSOAS DO GRUPO SANGÜÍNEO B:
Amendoins, gergelim, lentilhas, milho, trigo.

ALIMENTOS QUE EMAGRECEM AS PESSOAS DO GRUPO SANGÜÍNEO B:
Ovos e derivados do leite dietético, carne, couve-manteiga, chá de alcaçuz.

Os Alimentos Ideais para o Grupo Sangüíneo B

CARNES E AVES		
BENÉFICO	**NEUTRO**	**A EVITAR**
Caça (veado / corça)	Boi	Codorna
Carneiro	Búfalo	Coração
Cordeiro	Faisão	Galinha
Lebre / coelho	Peru	Ganso
	Vísceras: fígado	Pato
	Vitela	Perdiz
		Porco
		Toicinho (gordo e entremeado)

O QUE VOCÊ PRECISA SABER SOBRE AS CARNES E AS AVES

- Renuncie totalmente ao prazer de saborear carne de galinha. Esse tipo de carne é mais magra do que a carne de boi, mas isso não traz nenhuma vantagem para você, pois ela contém, em sua musculatura, lecitinas prejudiciais às pessoas do grupo sangüíneo B. Essas lecitinas atacam tão massivamente a circulação sangüínea que existe até o risco de um enfarte ou de um enfraquecimento das defesas do sistema imunológico.

- Se você não conseguir abandonar totalmente as aves, escolha as "neutras", como peru ou faisão, e não correrá o risco de errar. Esses tipos de aves estão livres daquela composição de proteínas que prejudica o sangue do grupo B.
- Para ter certeza absoluta de obter carnes e aves de boa qualidade, só compre produtos de criações controladas.

O QUE VOCÊ PRECISA SABER SOBRE OS PEIXES, OS CRUSTÁCEOS E OS MOLUSCOS

- Por causa das combinações proteínicas problemáticas, não existem crustáceos ou moluscos tolerados pelas pessoas do grupo sangüíneo B. As pessoas de paladar mais exigente deverão renunciar não só às lagostas e aos caranguejos, mas também aos caramujos de vinha, que para as pessoas dos grupos sangüíneos A e AB são até benéficos, devido às suas lecitinas especiais.
- O arenque "neutro" pode ser forte demais para você, mas o arenque bismarck, ou salgado, poderá ser um substituto mais benéfico. O salmão defumado não é recomendado de jeito nenhum.

> Dê preferência, em seu cardápio, aos peixes de alto-mar, como a cavala, a perca vermelha ou o lúcio marinho. Eles possuem um teor menor de substâncias nocivas.

PEIXES, CRUSTÁCEOS E MOLUSCOS		
BENÉFICO	**NEUTRO**	**A EVITAR**
Arenque de primavera	Abalone	Anchova
Bacalhau fresco	Arenque (também marinado)	Barracuda
Cavala	Atum (branco)	Camarão
Caviar	Carpa	Caramujo marinho
Esturjão	Linguado vermelho	Caramujo de vinha
Linguado	Peixe-espada	Caranguejo de água doce
Lúcio	Peixe-gato / bagre	Enguia
Lúcio marinho	Perca de areia	Esturjão beluga
Lúcio pequeno	Perca prateada (peixe-águia)	Lagosta
Pargo	Perca de rio (perca amarela americana)	Marisco
Perca dentada	Salmão (não defumado)	Mexilhão
Perca dourada	Salmonete	Ostra
Perca vermelha	Siba (calamar)	Perca listada
Sardinha	Truta arco-íris	Perca marinha
Solha	Truta azul	Perca de sol
Truta vermelha	Tubarão	Rabo amarelo (peixe âmbar)
	Vieira	Siba (craca)
		Siri

O QUE VOCÊ PRECISA SABER SOBRE OS PRODUTOS DE LEITE, OS QUEIJOS E OS OVOS

- Em geral, o leite é bem digerido pelas pessoas do grupo sangüíneo B – eventualmente poderá acontecer uma intolerância ao açúcar lático (lactose). Mas se você quiser enriquecer sua alimentação com leite, um preparado de enzimas da lactose poderá ajudar nos seus distúrbios digestivos.

PRODUTOS DO LEITE, QUEIJOS E OVOS		
BENÉFICO	**NEUTRO**	**A EVITAR**
Creme azedo	Soro de manteiga	Queijo fundido temperado
Iogurte (também de frutas)	Leite integral	Queijo Roquefort
Kefir (coalhada)	Leite de soja	Sorvete
Leite de cabra	Manteiga	
Leite magro	Ovos	
Mussarela	Queijo Brie	
Ovos	Queijo Camembert	
Queijo cottage	Queijo Cheddar	
Queijo de fazenda	Queijo Colby	
Queijo de leite de cabra	Queijo Edamer	
Queijo de leite de ovelha (feta)	Queijo Emmenthal	
Ricota	Queijo fresco	
	Queijo Gouda	
	Queijo Gruyere	
	Queijo Munster	
	Queijo Parmesão	
	Queijo Provolone	
	Queijo de soja / requeijão de soja (tofu)	
	Queijo suíço	
	Requeijão	
	Soro de leite	
	Sorvete (sorbet)	

- Depois de se alimentar por algum tempo de acordo com a dieta dos grupos sanguíneos, você poderá aos poucos começar a ingerir os produtos lácteos. Comece com os produtos do leite fermentado, como iogurte ou coalhada, nos quais o açúcar lático já está amplamente decomposto.

> Em comparação com o leite de vaca, o leite de cabra contém muito mais vitaminas e minerais.

- Os produtos da soja, como o tofu, que na maioria dos casos substituem muito bem os produtos do leite, não são, para as pessoas do tipo sangüíneo B – apesar de neutros –, muito benéficos. É melhor você se ater aos outros produtos lácteos recomendados e às carnes e peixes das categorias "benéfico" e "neutro" para suprir, de forma ideal, suas necessi-dades dessas substâncias vitais.

ÓLEOS E GORDURAS		
BENÉFICO	**NEUTRO**	**A EVITAR**
Azeite de oliva	Manteiga	Banha ou óleo de coco
Banha de manteiga	Óleo de fígado de badejo / óleo de fígado de bacalhau	Óleo de semente de algodão
	Óleo de semente de linhaça	Óleo de amendoim
		Óleo de cardo
		Óleo de colza
		Óleo de gergelim
		Óleo de germe de milho
		Óleo de semente de girassol

O QUE VOCÊ PRECISA SABER SOBRE OS ÓLEOS E AS GORDURAS

- De todos os óleos, o azeite de oliva é o melhor para a digestão. Além dos óleos "neutros", o óleo de linhaça e o de fígado de badejo, não muito apreciados pelas pessoas de paladar exigente, todos os outros devem ser evitados, por causa das lecitinas que prejudicam o sangue das pessoas do grupo sangüíneo B.

O QUE VOCÊ PRECISA SABER SOBRE AS NOZES E AS SEMENTES

- Para um aperitivo de vez em quando os tipos "neutros" de nozes são até aceitáveis. Além disso, não há muitas outras opções que possam ser recomendadas. Muitas nozes e sementes contêm substâncias proteínicas que podem atrapalhar o metabolismo das pessoas do grupo sangüíneo B.

NOZES E SEMENTES	
NEUTRO	**A EVITAR**
Amêndoa	Amendoim (também manteiga de amendoim)
Castanha	Avelã
Castanha-do-pará	Castanha-de-caju
Noz comum	Coco
Noz Hickory	Pinhão
Noz macadâmia	Pistache
Noz pecã	Semente de abóbora
Semente de tamarindo	Semente de gergelim (também pasta de gergelim – tahine)
	Semente de girassol
	Semente de papoula

O QUE VOCÊ PRECISA SABER SOBRE OS FEIJÕES E AS LEGUMINOSAS

- "Cada feijãozinho dá o seu tonzinho" – isso vale também para os feijões recomendados. Experimente descobrir por si mesmo quais as leguminosas e os feijões que realmente fazem bem a você. Nem todas as pessoas do grupo sangüíneo B reagem do mesmo modo aos diversos tipos de feijões e leguminosas.

FEIJÕES E LEGUMINOSAS

BENÉFICO	NEUTRO	A EVITAR
Feijão búlgaro	Ervilha torta	Feijão-azuki
Feijão-de-lima	Ervilha verde	Feijão-de-olho
Feijão-mulatinho	Fava	Feijão-preto
	Feijão Cannellini	Grão-de-bico
	Feijão-de-corda	Lentilha (verde, amarela, vermelha)
	Feijão-de-soja	Lentilha seca
	Vagem (vermelha, branca, verde)	

O QUE VOCÊ PRECISA SABER SOBRE OS CEREAIS, AS MASSAS E OS PÃES

- No que se refere aos cereais, o comportamento deste grupo sangüíneo é semelhante ao do grupo sangüíneo O. Na maioria das vezes, o motor do metabolismo fica mais lento depois do consumo, as calorias não são queimadas como deveriam – e cedo ou tarde os quilinhos supérfluos se acumulam no corpo.

CEREAIS, MASSAS E PÃES		
BENÉFICO	**NEUTRO**	**A EVITAR**
Arroz:	Arroz:	Amaranto
– arroz de estufar	– basmati	Arroz silvestre
– cubos de arroz	– branco	Centeio:
– farelo de arroz	– flocos de arroz	– farinha de centeio
– farinha de arroz	– natural	– flocos crocantes de centeio
– pão de arroz integral	Bolinho de farelo de aveia / pão de aveia	– pão de centeio
Aveia:	Pão de espelta / farinha de espelta	– pão de germe de centeio
– farelo de aveia	Pão sem glúten	Cevada:
– farinha de aveia	Pão de soja	– farinha de cevada
– flocos de aveia	Trigo:	– farinha com glúten
Espelta (grãos com espeltas)	– farinha de trigo (tipo 405 ou 550)	Kamut (trigo egípcio)
Painço:	– sêmola de trigo duro	Milho:
– painço cozido	– trigo integral triturado (Graham)	– cornflakes
– pão de painço		– farinha de milho, broa de milho
Pão de trigo germinado (pão de Essen)		– Kascha (trigo sarraceno tostado)
		Mistura de diversos cereais
		Pão preto de centeio integral
		Pão sueco
		Trigo:
		– cuscuz
		– farelo de trigo, biscoito de trigo
		– farinha de trigo (exceto refinada)

BENÉFICO	NEUTRO	A EVITAR
		– flocos de trigo integral – germe de trigo, farinha de germe de trigo – pão de miga – sêmola de trigo integral – trigo duro, farinha de trigo duro – trigo integral, pão de trigo integral – trigo triturado Trigo sarraceno: – macarrão de trigo sarraceno (soba) – papa de trigo sarraceno

- Prefira produtos de grãos de trigo germinados, como o pão de Essen: os grãos perdem sua ação prejudicial proveniente das lecitinas do glúten tão logo o germe brota deles. Informe-se nas lojas de produtos naturais ou macrobióticos, caso o seu padeiro da esquina não conheça esses produtos.

> Você já experimentou comer quinoa? Esse cereal dos incas também se chama Reismelde e contém muitas proteínas, vitaminas, substâncias minerais e ácidos gordurosos não saturados.

- Há outro tipo de lecitina no centeio, que em certas ocasiões se armazena nas paredes dos vasos sangüíneos e podem provocar perturbações circulatórias (com o risco de um enfarte ou um derrame). Os primeiros sintomas de uma circulação deficiente são, muitas vezes, mãos e pés frios, mesmo quando o corpo estiver a uma temperatura normal.

- Na dúvida, renuncie totalmente às massas e outros farináceos. As carnes, os peixes e os produtos do leite poderão supri-lo com os nutrientes necessários.

O QUE VOCÊ PRECISA SABER SOBRE AS VERDURAS

- Para os grupos sangüíneos O e A, as batatas e muitas espécies de repolho são tabu, mas se você tem o tipo sangüíneo B pode consumi-las sem susto.
- Coma freqüentemente pequenas porções de verdura, cruas em saladas ou levemente refogadas.
- Combine seus pratos com couve, quantas vezes quiser. Ela contém muito magnésio, que faz bem ao seu organismo sob vários aspectos.
- Evite as verduras da coluna à direita na tabela. Elas irritam o metabolismo das pessoas do grupo sangüíneo B ou podem desencadear reações alérgicas. Neste caso podemos citar principalmente os tomates, pois os anticorpos das pessoas do grupo sangüíneo B (e também os das pessoas do grupo A) reagem violentamente às lecitinas contidas neles. Além de formar aglomerações no sangue, elas também agridem as paredes do estômago.

VERDURAS		
BENÉFICO	NEUTRO	A EVITAR
Batata-doce	Abóbora (todos os tipos, menos abóbora-moranga)	Abacate
Berinjela	Abobrinha	Abóbora-moranga
Beterraba	Acelga	Alcachofra
Brócolis	Agrião	Azeitona (preta e verde)
Cenoura	Aipo	Broto de feijão
Cogumelo shiitake	Alface	Broto de nabo
Couve-chinesa	Alface roxa	Milho verde
Couve-flor	Alface selvagem	Nabo
Couve-manteiga	Alga	Rabanete
Inhame	Alho	Tomate
Pastinaca	Alho-porró	Topinambo
Pimenta mexicana	Aspargo	
Pimentão	Batata	
Repolho branco	Broto de alfafa	
Repolho-de-bruxelas	Broto de bambu	
Repolho roxo	Castanha-d'água	
Repolho verde	Cebola	
Salsa	Cebola de primavera	
	Chalota	
	Chicória	
	Cogumelos: abalone, ostra, champignon, enoki, portobello, maitake	
	Couve-rábano	
	Dente-de-leão	
	Endívia / escarola	
	Ervilha torta	
	Espinafre	

Funcho
Pepino
Quiabo
Rabanete
Raiz-forte
Rúcula
Steckrübe

O QUE VOCÊ PRECISA SABER SOBRE AS FRUTAS

- Se você tem propensão a gases, coma abacaxi regularmente. Essa fruta exótica contém enzimas (bromelinas) que auxiliam na digestão. O abacaxi também ajudará o seu metabolismo se durante a dieta dos grupos sangüíneos você tiver de se acostumar com alimentos a que não está habituado, como carnes e leite.
- Quanto às frutas, você tem muitas vantagens em relação aos outros grupos sangüíneos. A relação ácido-base não se desequilibra facilmente no grupo sangüíneo B, por isso você pode comer até mesmo as frutas mais ácidas.
- Coma frutas frescas várias vezes ao dia, se conseguir encontrar todas no varejo (ou se tiver uma produção própria em seu pomar). Em alguns supermercados, a oferta dos diversos tipos de frutas independe da estação do ano, pois em sua maioria são importadas de outros países.

FRUTAS		
BENÉFICO	**NEUTRO**	**A EVITAR**
Abacaxi	Aixela	Carambola
Ameixa	Amora	Romã
Ameixa-preta	Amora silvestre (vermelhas e pretas)	Ruibarbo
Banana	Banana-da-terra	
Murtinho	Cereja	
Papaia	Damasco	
Uva (azul e verde)	Figo (frescos e secos)	
	Framboesa	
	Goiaba	
	Grapefruit	
	Groselha	
	Kiwi	
	Laranja	
	Lichívia	
	Lima	
	Limão	
	Maçã	
	Manga	
	Melancia	
	Melão-mel	
	Morango	
	Nectarina	
	Pêra	
	Pêssego	
	Tâmara	

O QUE VOCÊ PRECISA SABER SOBRE OS SUCOS DE FRUTAS E DE VERDURAS

- Com exceção do suco de tomate, que por causa da forte reação dos anticorpos deverá ser evitado pelas pessoas do grupo sangüíneo B, você pode tomar todos os outros sucos compatíveis com seu grupo.
- Se possível, não misture sucos de frutas e de verduras. Só as cenouras e as maçãs podem ser boas companheiras numa vitamina.

SUCOS DE FRUTAS E VERDURAS

BENÉFICO	NEUTRO	A EVITAR
Suco de abacaxi	Cidra	Suco de tomate
Suco de couve	Suco de ameixa-seca	
Suco de murtinho	Suco de cereja	
Suco de papaia	Suco de damasco	
Suco de uva	Suco de grapefruit	
	Suco de laranja	
	Suco de limão (diluído em água)	
	Suco de maçã	
	Suco de verdura (das verduras benéficas, pepino e aipo)	

O QUE VOCÊ PRECISA SABER SOBRE AS ERVAS E OS CONDIMENTOS

- Nem todos os condimentos são bem tolerados. Principalmente as pessoas de paladar exigente deveriam, ao iniciar a dieta do grupo sangüíneo, usar com prudência os condimentos classificados como "neutros".

ERVAS E CONDIMENTOS		
BENÉFICO	**NEUTRO**	**A EVITAR**
Curry	Açafrão	Araruta
Gengibre	Açafrão em pó (Koriander)	Amido de milho
Pimenta-de-caiena	Açúcar (branco e mascavo)	Canela
Raiz-forte	Ágar-ágar	Extrato de amêndoa
Salsa	Alcaparra	Gelatina
	Alcarravia / cominho	Ketchup
	Alecrim	Malte de cevada
	Alho	Pimenta (do reino e branca)
	Aneto	Tapioca
	Basílico	Xarope de milho
	Baunilha	
	Bergamota	
	Cacau / chocolate	
	Cardamomo	
	Cebolinha	
	Cerefólio	
	Cravo-da-índia	
	Cravo em pó	
	Cúrcuma	
	Erva-doce	
	Estragão	
	Extrato de algas	
	Flocos de pimenta (vermelha)	
	Folha de louro	
	Grãos de pimenta	
	Hortelã (também hortelã-pimenta)	

Manjerona
Mel
Melaço
Missô (pasta de soja)
Molho de soja
Molho Worcester
Mostarda (também em pó)
Noz moscada
Orégano
Páprica em pó
Sal
Sálvia
Segurelha
Tártaro
Tomilho
Vinagre balsâmico
Vinagre de vinho (tinto e branco)
Xarope de colza

- Risque de sua lista de ingredientes a pimenta em pó, branca e do reino, e também o ketchup. As lecitinas contidas nelas podem aglomerar as plaquetas do sangue.
- O malte e a canela também devem ser evitados, porque esses condimentos agridem o estômago das pessoas do grupo sangüíneo B.
- O açúcar e o chocolate, assim como o mel, poderão eventualmente adoçar a sua vida, como ingredientes neutros.
- Use o xarope de colza com moderação. Ele contém 65 % de açúcar.

- O vinagre, tão apreciado entre nós, é classificado pelos pesquisadores que trabalham com o Dr. D'Adamo sob os ingredientes neutros para as pessoas do grupo sangüíneo B. Mesmo assim, todos os outros grupos sangüíneos, segundo os especialistas, também deveriam renunciar totalmente a esse líquido tão ácido. Como as pessoas do grupo sangüíneo B herdaram de seus antepassados um sistema digestivo bastante robusto, o vinagre pode ser usado por eles de vez em quando no molho da salada ou no prato de peixe, para dar um toque picante.

O QUE VOCÊ PRECISA SABER SOBRE OS CHÁS DE ERVAS

- As diversas substâncias contidas no chá de alcaçuz impedem a queda do nível de açúcar no sangue e, matando os vírus, ajudam o trabalho de defesa do sistema imunológico. Por isso, há muito tempo são conhecidos na terapêutica naturopata os seus excelentes efeitos de eliminação do muco, anti-infecciosos, antiespasmódicos e laxantes.

CHÁS DE ERVAS

BENEFICO	NEUTRO	A EVITAR
Alcaçuz	Alfafa	Babosa
Bardana-maior	Amora	Bolsa-de-pastor
Folha de groselha	Azedinha crespa	Cabelo de milho
Fruto de roseira-brava	Bétula branca	Flor de tília
Gengibre	Camomila	Folha de sene
Ginseng	Cardo-mariano	Genciana

Hortelã-pimenta Salsa Sálvia	Casca de carvalho branco Casca de olmo Chapéu-de-sol Dente-de-leão Erva de passarinho Erva-de-são-joão Espinheira-branca Folha de morango Hortelã (também hortelã-gato) Sabugueiro Salsaparrilha Tomilho Valeriana Verbena	Lúpulo Ruibarbo Trevo vermelho Tussilagem Verbasco

O QUE VOCÊ PRECISA SABER SOBRE AS BEBIDAS

- Além das bebidas aqui apresentadas, você poderá suprir sua necessidade de líquidos de forma natural com os sucos de frutas e verduras benéficas e neutras e com os chás de ervas.

BEBIDAS		
BENÉFICO	**NEUTRO**	**A EVITAR**
Água pura (de fonte, mineral) Chá verde	Água de mesa Café de grãos (também café descafeinado) Cerveja Chá preto Vinho (tinto e branco)	Bebidas alcoólicas destiladas Limonada dietética Refrigerantes à base de cola

- Tente substituir aos poucos o café e o chá preto pelo chá verde. Além de vitaminas (entre outras as vitaminas B e K), ele contém uma boa quantidade de teína (cafeína), que não age como excitante, mas como estimulante.

Grupo sangüíneo AB
Um olhar sobre o que é mais importante

Origem: caucasianos, mongóis.

Sistema digestivo: tolera comidas misturadas em porções equilibradas.

Sistema imunológico: extremamente adaptável.

Recomendável: carne, peixe, produtos do leite (azedo), leguminosas, cereais, frutas e verduras.

SE O SEU PROBLEMA É EMAGRECER...

A carne vermelha, o feijão-mulatinho, o feijão-de-lima, as nozes e as sementes, o milho e o trigo sarraceno não deverão constar da lista de compras. Como o grupo sangüíneo AB é uma junção moderna dos tipos sangüíneos A e B, ele recebeu um pouco de cada um dos dois. Os alimentos tolerados ou não pelas pessoas com tipos de sangue A ou B comportam-se da mesma maneira nas pessoas com tipo de sangue AB. Mas, nesse caso, também as exceções confirmam a regra: existem certas lecitinas, por exemplo nos tomates, que podem aglomerar o sangue das pessoas de grupo sangüíneo A e B. Mas no caso do grupo AB, elas se retraem, surpreendentemente. Portanto, os que têm esse tipo de sangue podem saborear os tomates em todas as suas variantes. No caso do glúten de trigo, a sua digestão é bem mais fácil do que para as pessoas dos grupos sangüíneos O, A, ou B. Mas esqueça o trigo se você tem excesso de peso. Ele acidifica o tecido muscular. As calorias do seu tipo sangüíneo dissolvem-se muito melhor se o seu tecido muscular for levemente alcalino.

ALIMENTOS QUE ENGORDAM A PESSOA DO GRUPO SANGÜÍNEO AB:
Trigo sarraceno, feijão-mulatinho, feijão-de-lima, milho, nozes e sementes, carne vermelha, trigo.

ALIMENTOS QUE EMAGRECEM A PESSOA DO GRUPO SANGÜÍNEO AB:
Abacaxi, peixe, couve-manteiga, produtos do leite, tofu.

Os Alimentos Ideais para o Grupo Sangüíneo AB

O QUE VOCÊ PRECISA SABER SOBRE AS CARNES E AS AVES

- Você não precisa renunciar à carne, de jeito nenhum. Afinal, a carne, as aves e a caça fornecem importantes vitaminas do complexo B, vitaminas A, D e E, minerais como magnésio, cálio, cálcio e elementos-traço, como fósforo, ferro, seleno, manganês e iodo. A valiosa proteína da carne é transformada, quase que totalmente, na própria proteína do corpo. Portanto, você poderá comer carne duas e até três vezes por semana. Mas só coma porções pequenas, dos tipos benéficos de carne, ou, em todo caso, de faisão, que é neutro. Isso facilita a tarefa do organismo de digerir a proteína animal. De modo semelhante às pessoas do tipo sangüíneo A, as do tipo AB produzem poucos sucos gástricos. Por causa disso é melhor riscar de seu cardápio os produtos de carne defumada ou salgada.

- Uma desvantagem do grupo sangüíneo B é a intolerância à carne de galinha ou de frango. As lecitinas ali contidas também aglomeram o sangue das pessoas do grupo sangüíneo AB .
- Coma só raramente vísceras como fígado e também coração (carne de músculo). Esse tipo de carne deve ser proveniente de animais jovens, cujos órgãos ainda não armazenaram grandes quantidades de metais pesados prejudiciais.

CARNES E AVES		
BENÉFICO	**NEUTRO**	**A EVITAR**
Carneiro	Faisão	Boi
Cordeiro	Vísceras: fígado	Búfalo
Lebre / coelho		Caça (corça, veado)
Peru		Codorna
		Galinha
		Ganso
		Pato
		Perdiz
		Porco (também presunto)
		Toicinho (gordo e entremeado)
		Vísceras: coração
		Vitela

O QUE VOCÊ PRECISA SABER SOBRE OS PEIXES, CRUSTÁCEOS E MOLUSCOS

- Alguns peixes e frutos do mar contêm lecitinas que prejudicam o sangue das pessoas do grupo sanguíneo A, assim como o das pessoas do grupo sangüíneo AB. Por exemplo, as do linguado e da solha não são aceitas pelas pessoas do grupo sangüíneo A nem do grupo AB.

PEIXES, CRUSTÁCEOS E MOLUSCOS		
BENÉFICO	**NEUTRO**	**A EVITAR**
Arenque de primavera	Abalone	Anchova
Atum (branco)	Arenque fresco	Barracuda
Bacalhau fresco	Carpa	Camarão
Caramujo de vinha	Caviar	Caramujo marinho
Cavala	Linguado vermelho	Caranguejo de água doce
Diabo marinho	Marisco	Enguia
Esturjão	Peixe-espada	Lagosta / lagostim
Lúcio	Peixe-gato / bagre	Linguado
Lúcio marinho	Perca de areia	Linguado gigante
Lúcio pequeno	Perca prateada (peixe-águia)	Mexilhão
Perca dentada	Perca de rio	Ostra
Perca dourada / perca vermelha	Salmão	Perca marinha (lobo-do-mar)
Sardinha	Salmonete	Perca de sol
Truta arco-íris	Siba (calamar)	Rabo amarelo
Truta vermelha	Truta azul	Siri
	Tubarão	Solha
	Vieira	Siba (craca)

- Mesmo que os caramujos de vinha não façam parte de seu cardápio preferido, prove um pouco deles quando tiver oportunidade. Aquelas coisinhas pequenas com certeza não vão saciar sua fome, mas em compensação contêm lecitinas especiais que podem ser importantes para o sistema imunológico (como no caso do combate ao câncer) das pessoas do grupo sangüíneo A e AB. Os caramujos do mar, entretanto, não têm essas propriedades e, pelo contrário, pertencem à categoria de alimentos que você não deve comer.

O QUE VOCÊ PRECISA SABER SOBRE OS PRODUTOS DO LEITE, OS QUEIJOS E OS OVOS

- Não se pode deixar de notar algumas semelhanças com os grupos sangüíneos A e B: os produtos de leite azedo como iogurte ou coalhada são bem tolerados pelas pessoas do grupo sangüíneo B. O soro, um produto colateral da fabricação do queijo, não é tão ideal por causa de algumas substâncias contidas nele. O leite com nata, que além da gordura possui todas as substâncias nutritivas do leite – e com isso também algumas lecitinas problemáticas da proteína –, deveria ser totalmente evitado (não confundir com leite grosso ou leite azedo, que, assim como o iogurte, é obtido através da adição de determinadas bactérias lácticas).

> Se o tofu for muito insípido para você, tempere esse queijo (ou requeijão) de soja com um pouco de alho ou gengibre.

PRODUTOS DO LEITE, QUEIJOS E OVOS		
BENÉFICO	**NEUTRO**	**A EVITAR**
Coalhada	Leite magro	Leite integral
Creme azedo (sem gordura)	Leite de soja	Leite de nata
Iogurte	Ovos	Manteiga
Leite de cabra	Queijo Cheddar	Queijo Brie
Mussarela	Queijo Colby	Queijo Camembert
Queijo cottage	Queijo Edamer	Queijo fundido e temperado
Queijo de fazenda	Queijo Emmenthal	Queijo Parmesão
Queijo de leite de cabra	Queijo fresco	Queijo Provolone
Queijo de leite de ovelha (feta)	Queijo Gouda	Queijo Roquefort
Ricota	Queijo Gruyère	Sorvete
	Queijo Munster	Sorvete cremoso
	Queijo de soja / requeijão de soja (tofu)	
	Queijo suíço	
	Requeijão	
	Soro de leite (de beber)	
	Sorvete de iogurte	

- Caso você tenha problemas freqüentes nos brônquios ou nas cavidades dos sínus frontais, ou mesmo inflamações nos ouvidos, é melhor reduzir o consumo de produtos do leite, pois eles estimulam a produção do muco.
- Coma sem susto um ovo de vez em quando para suprir sua necessidade de albumina. Ele não contém lecitinas como as da carne de galinha.

O QUE VOCÊ PRECISA SABER SOBRE OS ÓLEOS E AS GORDURAS

- Mesmo quando a necessidade de proteína animal é maior do que a produção deficiente de suco gástrico pode digerir, você deve consumir o azeite de oliva, que é rico em ácidos gordurosos não saturados, em vez de gorduras de origem animal.
- Escolha o óleo de colza, que é pobre em ácidos eruca. Em quantidades maiores ele é prejudicial à saúde.

ÓLEOS E GORDURAS		
BENÉFICO	**NEUTRO**	**A EVITAR**
Azeite de oliva	Banha de manteiga	Banha de coco, óleo de coco
	Óleo de amendoim	Manteiga
	Óleo de colza	Óleo de cardo
	Óleo de fígado de badejo / óleo de fígado de bacalhau	Óleo de gergelim
	Óleo de semente de linhaça	Óleo de semente de girassol
		Óleo de milho
		Óleo de semente de algodão

O QUE VOCÊ PRECISA SABER SOBRE AS NOZES E AS SEMENTES

- Roer algumas nozes de vez em quando ajuda a suprir a necessidade de proteínas. Mas cuidado: as lecitinas contidas nelas prejudicam a liberação de insulina nas pessoas do grupo sangüíneo B. E como o grupo sangüíneo AB herdou algumas características do grupo A e também do grupo B, isso pode ter um efeito negativo sobre sua digestão e seu metabolismo.

NOZES E SEMENTES		
BENÉFICO	**NEUTRO**	**A EVITAR**
Amendoim (também manteiga de amendoim)	Amêndoa	Avelã
Castanha	Castanha-de-caju	Coco
Noz grande	Castanha-do-pará	Noz pecã
	Noz Hickory	Semente de abóbora
	Noz macadâmia	Semente de papoula
	Pinhão	Semente de gergelim (também pasta de gergelim – tahine)
	Pistache	Semente de girassol
	Semente de tamarindo	

O QUE VOCÊ PRECISA SABER SOBRE OS FEIJÕES E AS LEGUMINOSAS

- Neste caso, os dois precursores – os grupos sangüíneos A e B – nem sempre são determinantes. A lentilha seca e o *Pintobohnen* são até benéficos para as pessoas do grupo sangüíneo AB, ao passo que os anticorpos do grupo sangüíneo B rejeitam fortemente as lecitinas contidas nesses alimentos.

FEIJÕES E LEGUMINOSAS		
BENÉFICO	**NEUTRO**	**A EVITAR**
Feijão búlgaro	Ervilha torta	Fava
Feijão-de-soja (vermelho)	Ervilha verde	Feijão-azuki
Feijão-vermelho	Feijão-branco	Feijão-de-lima
Lentilha verde	Feijão Canellini	Feijão-mulatinho
	Lentilha seca	Feijão-de-olho
	Lentilha vermelha	Feijão-preto
	Vagem verde	Grão-de-bico

CEREAIS, MASSAS E PÃES		
BENÉFICO	**NEUTRO**	**A EVITAR**
Arroz:	Amaranto	Farinha de cevada
– basmati	Broa de farelo de aveia, pão de farelo de aveia	Kamut (trigo egípcio)
– branco e silvestre	Cevada (grãos)	Milho:
– cubos de arroz	Farinha com glúten	– broa de farinha de milho
– de estufar	Flocos de arroz	– cornflakes
– farelo de arroz	Flocos de soja, granulado de soja	– farinha de milho, amido de milho
– farinha de arroz	Pão de espelta, farinha de espelta	Pasta de Topinambo
– natural	Pão sem glúten	Trigo sarraceno
– pão de arroz integral	Pão preto de centeio integral	– Kasha (trigo sarraceno tostado)
Espelta	Pão de vários grãos	– macarrão de trigo sarraceno (soba)
Farinha de centeio, pão de centeio	Trigo:	
Farinha de trigo com germe de trigo	– cuscuz	
Flocos de aveia, farinha de aveia, germe de aveia	– farelo de trigo, bolinho de farelo de trigo	
Flocos crocantes de centeio	– farinha refinada (tipo 405 ou 550)	
Painço, pão de painço, mingau de painço	– farinha de trigo, pão de farinha de trigo	
Pão de germe	– farinha de trigo duro	
Pão de germe de centeio	– farinha de trigo integral	
Pão de germe de trigo	– germe de trigo	
Pão de soja	– pão ázimo	
Pão sueco	– pão de trigo integral	
Trigo:	– sêmola de trigo duro	
– pão de trigo germinado (pão de Essen)	– trigo integral triturado	
	– trigo triturado	

O QUE VOCÊ PRECISA SABER SOBRE OS CEREAIS, AS MASSAS E OS PÃES

- No caso do trigo, vale o mesmo que para o grupo sangüíneo A: coma o mínimo possível. O motivo: o núcleo produtor de ácidos do grão de trigo modifica o fator ácido-base. A conseqüência: nos grupos sangüíneos A e AB o tecido muscular reage acidificando-se; nos grupos sangüíneos O e B, ele reage tendendo ao básico – o que de qualquer modo não é desejável. Para a pessoa do grupo sangüíneo AB são benéficos os germes de trigo que já germinaram.

> As sementes de amaranto podem ser moídas para a produção de pães e massas. Os brotos e as folhas são ótimos em saladas.

O QUE VOCÊ PRECISA SABER SOBRE AS VERDURAS

- Os tomates não foram incluídos na lista de alimentos recomendados, mas estão no banco dos reservas. Enquanto as pessoas dos grupos sangüíneos A e B não toleram de jeito nenhum as lecitinas dessa solanácea, as do grupo AB podem consumi-la com moderação. A pessoa do tipo sangüíneo O também pode consumi-la.
- Coma muitas verduras em forma de salada. As biosubstâncias terapêuticas ativas dessas plantas ricas em vitaminas são especialmente benéficas para o fraco sistema imunológico da pessoa do grupo sangüíneo AB.

VERDURAS		
BENÉFICO	**NEUTRO**	**A EVITAR**
Aipo	Abóbora-moranga	Abacate
Alho	Abobrinha	Alcachofra
Batata-doce	Acelga	Azeitona (preta)
Berinjela	Agrião	Broto de feijão
Beterraba	Alface do campo	Milho verde
Brócolis	Alface lisa	Nabo, brotos de nabo
Broto de alfafa	Alface roxa	Pimentão mexicano
Cogumelo maitake	Alga	Pimentão (verde, amarelo, vermelho)
Couve-flor	Alho-porró	Rabanete, brotos de rabanete
Couve-manteiga	Aspargo	
Dente-de-leão	Azeitona verde	
Inhame	Batata	
Pastinaca	Broto de bambu	
Pepino	Castanha-d'água	
Repolho verde	Cebola	
Salsa	Cebola pequena	
	Cenoura	
	Chalota	
	Chicória	
	Cogumelos: abalone, champignon, enoki, ostra, portobello, shiitake	
	Couve chinesa	
	Couve Paksoi	
	Couve-rábano	
	Daikon	
	Escarola, endívia	
	Espinafre	
	Funcho	
	Gengibre	
	Quiabo	

Rabanete
Raiz-forte
Repolho branco
Repolho-de-bruxelas
Repolho roxo
Rúcula
Tomate

O QUE VOCÊ PRECISA SABER SOBRE AS FRUTAS

- As laranjas perturbam a assimilação (reabsorção) de minerais no trato digestivo, além disso irritam a mucosa sensível do estômago das pessoas do grupo sangüíneo AB. Por isso você deveria – como também seus contemporâneos do grupo sangüíneo A – renunciar às laranjas.
  Uma ótima alternativa é a grapefruit, ligeiramente ácida. A *pampelmusse*, como é chamada em alemão, é uma fruta cítrica, mas o interessante é que ela não agride as paredes do estômago.
- As bananas, normalmente muito bem toleradas, também perturbam sua digestão. Neste caso não se trata dos ácidos da fruta, mas das lecitinas específicas do grupo sangüíneo, que no grupo AB encontram uma forte reação. A lacuna criada no seu cardápio pode ser muito bem preenchida com outros fornecedores de Kalium, como damascos, figos, cerejas ou melões-d'água.

FRUTAS		
BENÉFICO	**NEUTRO**	**A EVITAR**
Abacaxi	Aixela	Banana
Ameixa	Ameixa-seca	Caqui
Ameixa-preta	Amora	Carambola
Cereja	Banana-da-terra	Figo de cacto
Figo (fresco e seco)	Cereja silvestre (vermelha e preta)	Goiaba
Grapefruit	Damasco	Laranja
Groselha silvestre	Groselha	Manga
Kiwi	Lichi	Romã
Murtinho	Lima	Ruibarbo
Uva (azul e branca)	Maçã	
	Melão	
	Melão-cantalupo	
	Morango	
	Nectarina	
	Papaia	
	Pêra	
	Pêssego	
	Sabugueiro	
	Tâmara	
	Tangerina	
	Uva-passa	

O QUE VOCÊ PRECISA SABER SOBRE OS SUCOS DE FRUTAS E VERDURAS

- Segundo o pesquisador Dr. D' Adamo, um copo de água quente com o suco de meio limão, tomado todas as manhãs, alivia o excesso de muco das pessoas do grupo sangüíneo AB. Logo em seguida essas pessoas devem tomar um copo de suco diluído de grapefruit ou de papaia. Mas, no geral, seus sucos favoritos deverão ser os recomendados como benéficos na tabela.

- Vale aqui de novo a indicação: sucos de frutas e de verduras não devem ser misturados. Só as maçãs e as cenouras podem ser misturadas sem problemas a todos os sucos. Ao fazer as misturas, preste atenção para que os sucos de verduras verdes sejam combinados com tipos mais suaves de verduras, por exemplo, salsa e espinafre com aipo ou cenouras.

SUCOS DE FRUTAS E DE VERDURAS		
BENÉFICO	**NEUTRO**	**A EVITAR**
Suco de aipo	Cidra	Suco de laranja
Suco de cenoura	Suco de abacaxi	
Suco de cereja (cereja doce)	Suco de ameixa-seca	
Suco de papaia	Suco de damasco	
Suco de repolho	Suco de grapefruit	
Suco de uva	Suco de limão (diluído em água)	
	Suco de maçã	
	Suco de pepino	
	Suco de tomate	
	Suco de verdura (das verduras recomendadas)	

O QUE VOCÊ PRECISA SABER SOBRE AS ERVAS E OS CONDIMENTOS

- As recomendações da dieta dos grupos sangüíneos não se orientam exclusivamente pelas lecitinas dos alimentos, que desencadeiam um efeito específico em um determinado grupo sangüíneo. As pessoas

ERVAS E CONDIMENTOS		
BENÉFICO	**NEUTRO**	**A EVITAR**
Alho	Açafrão	Alcaparra
Curry	Açafrão em pó (Koriander)	Alimentos em conserva – doces e azedos (picles, molho inglês)
Missô (pasta de soja)	Açúcar	Erva-doce
Raiz-forte	Ágar-ágar	Extrato de amêndoas
Salsa	Alcaravia / cominho	Gelatina
	Alecrim	Ketchup
	Aneto	Malte de cevada
	Araruta	Molho Worcester
	Basílico	Pimenta (flocos, grãos e pimenta-de-caiena)
	Baunilha	Tapioca
	Bergamota	Vinagre de vinho branco
	Cacau / chocolate	Xarope de milho e amido de milho
	Canela	
	Cardamomo	
	Cebolinha	
	Cerefólio	
	Cravo-da-índia	
	Cravo em pó	
	Cúrcuma (raiz amarela)	
	Estragão	
	Extrato de alga	
	Folha de louro	
	Gengibre em pó	
	Hortelã (hortelã-pimenta)	
	Manjerona	
	Mel	
	Melaço	
	Mostarda (também em pó)	
	Noz moscada	
	Páprica em pó	
	Sal	
	Sálvia	

Segurelha
Tamari (molho de soja)
Tártaro
Tomilho
Vinagre balsâmico
Vinagre de maçã
Vinagre de vinho tinto
Xarope de Ahorn

do grupo sangüíneo AB deveriam evitar muitos condimentos e misturas de condimentos, principalmente porque elas têm um trato digestivo muito sensível. O fato de o vinagre ser um condimento não muito bem tolerado é algo que os cientistas ainda discutem muito. Alguns acham que só em grandes quantidades ele pode prejudicar o equilíbrio ácido-base. Por seu lado, o Dr. D' Adamo adverte que ele produz ácidos e recomenda às pessoas do grupo sangüíneo AB que se abstenham de consumi-lo. O melhor é você mesmo tentar descobrir se tolera ou não o vinagre. Se o seu estômago apresentar problemas freqüentes com a sua ingestão, utilize-o com muita parcimônia, se quiser realmente utilizá-lo.

- A maionese e os molhos de salada são permitidos para você completar os seus pratos, mas só em pequenas quantidades.

O QUE VOCÊ PRECISA SABER SOBRE OS CHÁS DE ERVAS

- Nenhum chá de ervas, por mais que seja do seu agrado, é adequado ao uso prolongado. Nem todos as diversas substâncias contidas nas ervas foram devidamente pesquisadas. Além dos efeitos benéficos alardeados, poderão surgir possíveis efeitos colaterais quando a erva é consumida por um tempo mais longo.

- Só adoce o chá quando for estritamente necessário.

CHÁS DE ERVAS		
BENÉFICO	**NEUTRO**	**A EVITAR**
Alcaçuz	Amora silvestre	Babosa
Alfafa	Azedinha crespa	Bolsa-de-pastor
Bardana-maior	Bétula branca	Cabelo de milho
Camomila	Caiena	Flor de tília
Chá verde	Casca de carvalho branco	Folha de sene
Chapéu-de-sol (equinácea)	Casca de olmo	Genciana
Espinheira branca	Dente-de-leão	Lúpulo
Folha de morango	Erva de passarinho	Ruibarbo
Fruto de roseira-brava	Erva-de-são-joão	Trevo vermelho
Gengibre, seco	Essência de laranja canadense	Verbasco
Ginseng	Folha de groselha	
	Hortelã (também hortelã-gato)	
	Hortelã-pimenta	
	Sabugueiro	
	Salsa	
	Salsaparrilha	
	Sálvia	
	Tomilho	
	Valeriana	
	Verbena	

O QUE VOCÊ PRECISA SABER SOBRE AS BEBIDAS

- O fato de o café de grãos pertencer à categoria das bebidas benéficas não é um passe livre para consumi-lo em altas doses. Para as pessoas do grupo sangüíneo AB o café é bem tolerado porque estimula a fraca produção de sucos gástricos. Mas não é certo que isso também valha para o café descafeinado. Segundo alguns especialistas, ele pode até ser útil contra a queimação estomacal – porque de acordo com os estudos, ele produz menos acidez do que o café comum. Neste caso, também vale o conselho: descubra você mesmo a sua tolerância a essa bebida – com ou sem cafeína.

BEBIDAS		
BENÉFICO	**NEUTRO**	**A EVITAR**
Água pura (de fonte, mineral)	Água de mesa (também com soda)	Bebidas alcoólicas destiladas
Café de grãos (também café descafeinado)	Cerveja	Chá preto
Chá verde	Vinho branco	Limonada
	Vinho tinto	Limonada dietética
		Refrigerantes à base de cola

UM RESUMO DE A A Z DOS ALIMENTOS BENÉFICOS PARA TODOS OS GRUPOS

A

Abacaxi A, B, AB
Abóbora-moranga O, A
Acelga O, A
Água com limão A
Água O, A, B, AB
Aipo AB
Aixela A
Alcachofra O, A
Alcaçuz B, AB
Alface romana O, A
Alfafa A, AB
Alga marinha O
Alho O, A, AB
Alho-porró O, A
Amaranto A
Ameixa (fresca e seca) O, A, B, AB
Ameixa-preta O, A, B, AB
Amendoim / manteiga de amendoim A, AB
Amora O
Amora silvestre A
Arenque de primavera O, B, AB
Arenque O
Arroz (natural, silvestre) AB
Arroz basmati AB
Arroz branco AB
Arroz de estufar B, AB
Arroz natural AB
Arroz silvestre AB
Atum branco AB
Azeite de oliva O, A, B, AB

B

Babosa A
Bacalhau B
Bacalhau fresco O, A, B, AB
Banana B
Banha de manteiga B
Bardana-maior A, B, AB
Batata-doce O, B, AB
Berinjela B, AB
Beterraba A, AB
Boi O
Brócolis O, A, B, A
Broto de alfafa A, AB
Búfalo O

C

Caça (corça/ veado) O, B
Café de grãos (também café descafeinado) A, AB
Camomila A, AB
Caramujo de vinha A, AB
Cardo-mariano A
Carneiro O, B, AB
Carpa A
Casca de olmo O, A
Castanha AB
Cavala O, A, B, AB
Caviar B
Cebola O, A
Cenoura A, B
Cereja A, AB
Chá verde A, B, AB
Chapéu-de-sol (equinácea) A, AB
Chicória O, A
Coalhada B, AB
Coelho / lebre B, AB
Cogumelo maitake AB
Cogumelo shiitake B
Coração O
Cordeiro O, B, AB
Couve chinesa B
Couve-manteiga O, A, B, AB
Couve-flor B, AB
Couve-rábano O, A
Creme azedo (magro) B, AB
Cubos de arroz A, B, AB
Cúrcuma O
Curry O, B, AB

D
Damasco (suco de) A
Dente-de-leão O, A, AB
Diabo marinho A, B, AB
E
Erva de passarinho O
Erva-de-são-joão A
Ervilha torta A
Escarola (endívia de inverno) O
Espelta B, AB
Espinafre O, A
Espinheira-branca A, AB
Esturjão O, B, AB
Extrato de alga O
F
Farelo de arroz B, AB
Farelo de aveia B, AB
Farinha de arroz A, B, AB
Farinha de aveia A, B, AB
Farinha de centeio A, AB
Farinha de soja A
Farinha de trigo com germe de trigo AB
Feijão-azuki O, A
Feijão búlgaro B, AB
Feijão-de-lima B
Feijão-de-olho O, A
Feijão-de-soja (vermelho) A, AB
Feijão-mulatinho B
Feijão-preto A
Feijão-vermelho AB
Fígado O
Figo (fresco e seco) O, A, AB
Floco de aveia B, AB
Flocos crocantes de centeio AB
Flor de tília O
Folha de groselha B
Folha de morango AB
Fruto de roseira-brava O, A, B, AB
G
Gengibre A, B
Ginseng A, B, AB
Grapefruit A, AB
Groselha AB
H
Hortelã-pimenta O, B
I
Inhame B, AB
Iogurte de frutas B, AB
K
Kiwi AB
L
Lebre / coelho B, AB
Leite de cabra B, AB
Leite de soja A
Leite magro B
Lentilha (verde e vermelha) A
Lentilha seca A
Lentilha verde AB
Limão A, AB
Linguado gigante O, B
Linguado marinho O, B
Lúcio marinho O, B, AB
Lúcio O, B, AB
Lúcio pequeno A, B, AB
Lúpulo O
M
Macarrão de trigo sarraceno A
Malte de cevada A
Melaço A
Missô A, Ab
Mostarda A
Murtinho A, B, AB
Mussarela B, AB
N
Noz comum O, AB
Noz pecã B
O
Óleo de semente de linhaça O, A
Ovos B
P
Painço B, AB
Pão de arroz (pão de arroz integral) B, AB
Pão de arroz integral B, AB

Pão de centeio AB
Pão de Essen (pão de germes) A, B, AB
Pão de germe de trigo A, AB
Pão de germe de centeio AB
Pão de germe (pão de Essen) A, B, AB
Pão de soja A, AB
Pão sueco AB
Papaia B
Pargo B
Pastinaca O, A, B, AB
Peixe-águia A
Peixe-espada O
Pepino AB
Perca de areia O
Perca de rio O, A
Perca dentada A, B, AB
Perca listada O
Perca prateada A
Perca vermelha / dourada B, AB
Peru AB
Pimenta-de-caiena O, B
Pimenta mexicana B
Pimentão (verde, amarelo e vermelho) B
Pimentão vermelho O

Q

Quiabo O, A
Queijo cottage B, AB
Queijo de cabra B, AB
Queijo de fazenda B, AB
Queijo de ovelha (feta) B, AB
Queijo de soja / requeijão de (tofu) A

R

Rabo amarelo (peixe âmbar) O
Raiz-forte O, A, B, AB
Repolho branco B
Repolho-de-bruxelas B
Repolho roxo B
Repolho verde O, A, B, AB
Ricota B, AB

S

Salmão O, A
Salmonete O, A
Salsa O, A, B, AB
Salsaparrilha O
Sálvia B
Sardinha O, A, B, AB
Semente de abóbora O, A
Semente de tamarindo B
Solha B
Sorvete de iogurte B
Suco de abacaxi O, A, B
Suco de aipo A, AB
Suco de ameixa-seca O, A
Suco de cenoura A, B
Suco de cereja O, A, AB
Suco de couve B, AB
Suco de grapefruit A
Suco de murtinho B, AB
Suco de papaia B, AB
Suco de uva B, AB

T

Tamari A
Tofu (queijo de soja) A
Topinambo O, A
Trevo corno de bode O
Trigo sarraceno (também tostado – kascha) A
Truta arco-íris O, A, AB
Truta azul O, B
Truta vermelha A, B, AB

U

Uva B, AB

V

Vagem A
Valeriana A
Vinho tinto A
Vitela O

CAPÍTULO 3

A Dieta dos Grupos Sangüíneos – Fácil e Leve

Seja Magro e Esbelto com Pratos Saborosos e Leves

Nas páginas seguintes você encontrará uma seleção de pratos saborosos e leves para as refeições principais e intermediárias (lanches). Eles foram produzidos com os alimentos benéficos de cada grupo sangüíneo e complementados com alguns alimentos neutros.

No entanto, são só exemplos, que devem mostrar ao leitor como é fácil, com a dieta dos grupos sangüíneos, levar à mesa pratos saudáveis e variados. Naturalmente, os cardápios podem ser modificados sem problemas, com a troca ou o acréscimo de outros alimentos benéficos ou neutros. Para fazer isso, procure nas tabelas de alimentos de seu grupo sangüíneo aqueles que mais condizem com seu paladar.

O ABUSO FAZ MAL À SAÚDE

Nossas propostas de cardápio devem estimulá-lo a compor suas refeições com os alimentos recomendados para o seu grupo sangüíneo, de acordo com a sua preferência pessoal. Por isso deixamos, propositalmente, de apresentar quantidades predeterminadas. É suficiente que você se lembre sempre de manter as porções reduzidas. Se após as refeições você se sentir tão satisfeito a ponto de querer sucumbir a um rápido cochilo, então é sinal de que certamente exagerou um pouco na dose. Como diretriz, no caso dos adultos, podemos estabelecer que, em cada refeição (se forem 4 refeições diárias), todos os alimentos juntos não ultrapassem o peso de 125 gramas. O importante não é suprir o corpo com todos os nutrientes necessários de uma só vez, mas sim que eles cheguem regularmente ao sangue. Em vez das 4 refeições sugeridas, você poderá muito bem distribuir os pratos em 5 ou 6 porções ao longo do dia.

NÃO IMPONHA (QUASE) NENHUM LIMITE À FANTASIA

Ficou provado na prática que é mais fácil para você se alimentar no dia-a-dia segundo a dieta dos tipos sangüíneos quando os pratos preparados variam sempre. Portanto, organize você mesmo seu cardápio individual e não se prive do prazer de cozinhar ou de preparar sua comida prendendo-se a regras de culinária predeterminadas.

Refogar as verduras em 1 ou 2 colheres de azeite de oliva, espalhar 3 ou 5 nozes moídas sobre o seu musli, colocar 2 folhas de couve chinesa no seu prato – tudo isso fica ao seu critério, ao gosto de seu paladar. Se você prefere comer peixe grelhado ou refogado, cozinhar as verduras no vapor, deixando-as mais durinhas ou um pouco mais macias – todos esses refinamentos também podem seguir sua preferência pessoal.

Nas próximas páginas também não pretendemos explicar-lhe como se cozinha corretamente – como se descama o peixe antes de ele ser colocado na frigideira, ou como se engrossa uma geléia de frutas usando ágar-ágar em vez de gelatina. Queremos, antes de tudo, induzi-lo a obedecer a seu próprio paladar!

> Alimentos picados, refinados, aquecidos, conservados, misturados ou pré-preparados perdem muito de suas propriedades originais.

Também não importa se até agora, em seus pratos, você nunca tiver usado ingredientes como extratos de algas ou produtos da soja, ou nunca tiver experimentado cereais como amaranto, espelta ou quinoa. Compre os alimentos embalados em lojas de produtos naturais ou em seções de produtos naturais dos grandes supermercados e siga as instruções da embalagem. Com isso você estará em segurança. De acordo com os processos de produção, existem diferenças significativas entre esses produtos naturais, no que se refere às quantidades a serem usadas e aos tempos de preparação. Nas livrarias, existem muitas publicações úteis com recomendações e informações para você preparar o seu prato saudável da melhor maneira.

O mais importante na dieta dos grupos sangüíneos – e que deve ser sempre enfatizado – é escolher e combinar aqueles alimentos mais adequados à sua digestão. Eles são encontrados sob a categoria "benéficos" (para uma visão rápida, mas abrangente, consulte o resumo de A a Z à página 122). Porém, use também os alimentos neutros para que suas refeições sejam as mais variadas possíveis. "Veja a dieta dos grupos sangüíneos como você vê a palheta de um artista", recomenda o Dr. D'Adamo, "na qual você pode escolher e combinar as cores em diversas tonalidades e misturas".

SE O SEU PROBLEMA É EMAGRECER...

Você não vai precisar de uma dieta especial. Será plenamente suficiente comer pequenas porções distribuídas ao longo do dia (p. e., em seis refeições de cerca de 60 a 80 g cada uma), nas quais os alimentos da categoria "benéfico" deverão vir em primeiro lugar. Seu metabolismo logo vai se adaptar à nova comida e queimar as calorias melhor do que antes. Tão logo os processos metabólicos se normalizem, o seu peso também vai se regularizar. Geralmente, o importante é lembrar sempre: se possível, coma alimentos naturais não adulterados. Não combine proteínas animais (isso vale especificamente para pessoas do grupo sangüíneo O) com alimentos muito ricos em carboidratos (como pães, cereais, doces); em vez disso, coma os peixes, as carnes, os queijos e os ovos acompanhados de preparados de verduras frescas.

Grupo Sangüíneo O
Sugestões de Cardápio para uma Semana

1° Dia

CAFÉ-DA-MANHÃ: Chá verde, água mineral, torrada de banana com grapefruit

Torrada de centeio, manteiga, mel, grapefruit

Passar uma camada fina de manteiga na torrada, colocar sobre ela as fatias de bananas e cobrir com mel. Cortar o grapefruit em 2 metades e comer o seu conteúdo com uma colher.

ALMOÇO: Peixe com ervas, pastinacas e salada de endívias

Truta arco-íris, suco de limão, azeite de oliva; ervas frescas (salsa, aneto, cerefólio), pastinacas, endívias

Esfregar o limão no peixe e colocá-lo numa forma refratária untada com azeite. Passar um pouco do azeite no peixe e espalhar as ervas sobre ele. Cobrir a forma e deixar o peixe refogar no forno pré-aquecido. Acompanhe com as pastinacas assadas, embrulhadas em folhas de alumínio, e uma salada de endívias.

LANCHE: Alcachofra com molho

Alcachofra, suco de limão, maionese light, cerefólio, salsa, cebolinha, estragão

Cozinhar a alcachofra com água e sal e algumas gotas de suco de limão, até uma das folhas se soltar facilmente ao ser puxada. Preparar um molho com a maionese e as ervas. Mergulhar as extremidades carnosas das folhas da alcachofra no molho e puxá-las com os dentes. Cortar o miolo macio da alcachofra em cubinhos e comê-lo também com o molho.

JANTAR: Costeleta de vitela com folhas de espinafre

Costeleta de vitela, azeite de oliva, cebolas, espinafre, alho, sal, pimenta-de-caiena, tofu (queijo de soja / requeijão de soja)

Fritar as costeletas no azeite de oliva. Refogar a cebola no óleo, acrescentar o espinafre fresco e refogar tudo numa panela tampada. Amasse o alho e acrescente-o. Temperar o refogado com um pouco de pimenta-de-caiena e sal.

Misturar o tofu à parte com um pouco de pimenta-de-caiena e sal e depois colocá-lo sobre o espinafre.

> O versátil tofu pode ser frito, refogado e amassado para fazer purê ou simplesmente comido puro.

2° Dia

CAFÉ-DA-MANHÃ: Chá de roseira brava e musli de cereais integrais

Espelta, painço e cevada, maçã, xarope de bordo, erva-doce em pó

> O xarope de bordo tem uma durabilidade limitada. Por isso, sempre conserve o frasco na geladeira depois de aberto.

Cozinhar a mistura de cereais na água e deixar engrossar por cerca de 30 minutos. Misturar com maçã ralada, xarope de bordo e erva-doce em pó.

ALMOÇO: Curry de carne de boi com páprica e arroz

Molho de soja, alho, salsa picada, açafrão em pó (koriander), azeite de oliva, carne de boi picadinha, curry, pimentão vermelho, farinha de quinoa, sal iodado, açúcar, arroz

Misturar molho de soja, alho amassado, salsa picadinha, açafrão em pó e azeite. Cozinhar a carne por 1 hora nessa mistura. Depois refogá-la, espalhar o curry sobre a carne e jogar 1 xícara de água. Deixar cozinhar mais 1 hora. Acrescentar o pimentão picado e refogar junto com a mistura. Engrossar um pouco com a farinha de quinoa e temperar com sal e açúcar. Acompanhe com arroz.

LANCHE: Alface romana com lagosta

Alho amassado, cebolinha, gengibre, molho de soja, açúcar, sal, óleo de linhaça, carne de lagosta, alface romana

Misturar o alho amassado, a cebolinha e o gengibre com o molho de soja, o açúcar, o sal e o óleo. Colocar a carne de lagosta sobre as folhas da alface e jogar o molho por cima.

JANTAR: Sopa de feijão-azuki

Cebola, alho-porró, condimentos de sopa (salsa, cenoura, aipo, tomilho), azeite de oliva, feijão-azuki, extrato de algas, alho, tofu (queijo ou requeijão de soja)

Refogar ligeiramente as verduras picadas, misturar com o feijão-azuki (previamente deixado de molho) numa panela com água e cozinhar em fogo baixo, até todos os ingredientes ficarem macios. Temperar com extrato de algas e alho e servir com um pedacinho de tofu. Acompanhe com pão neutro, p. e., pão sueco, pão de painço ou de centeio.

3° Dia

CAFÉ-DA-MANHÃ: Chá verde, limonada, ovo mexido com salsa sobre pão de Essen

Pão de Essen (pão de trigo germinado), manteiga, ovos, salsa fresca

Passar a manteiga no pão e colocar o ovo mexido por cima. Espalhar bastante salsa picada.

ALMOÇO: Fatias de salmão sobre couve-rábano com purê de cenoura

Filé de salmão sem pele, molho de soja, mel, couve-rábano, gengibre, azeite de oliva, caldo de missô, salsa, suco de limão, lascas de amêndoas, cenouras, cebola

Cortar o filé de salmão em fatias e pincelar com molho de soja e mel. Cobrir e deixar alguns minutos na geladeira. Refogar fatias de couve-rábano e alguns pedacinhos de gengibre no óleo quente, mexendo sempre, acrescentar o caldo de missô e deixar no fogo por cerca de 5 minutos, numa panela tampada. Adicionar a salsa e o suco de limão. Distribuir o salmão sobre o couve-rábano e deixar refogar por mais 5 minutos. Tostar as amêndoas no óleo até ficarem douradas, espalhar sobre o peixe. Refogar as cenouras com a cebola no óleo até ficarem macias, e depois amassar para fazer o purê.

Lanche: Cenouras cruas com raiz-forte

Cenoura, maçã, suco de limão, óleo de colza, sal, xarope de bordo, semente de abóbora

Ralar as cenouras e as maçãs. Fazer um molho com o suco de limão, o óleo e o xarope de bordo e misturar com as cenouras. Espalhar as sementes de abóbora sobre a mistura.

Jantar: Bisteca de veado com pepino

Bisteca de veado, óleo, sal, cebola, pepino, caldo de missô, vinho tinto, pimenta-de-caiena, aneto fresco

Pincelar a bisteca com óleo, grelhar dos dois lados e colocar sal. Refogar a cebola no óleo, colocar pedaços de pepino da grossura de um dedo, adicionar um pouco de caldo de missô e vinho tinto e refogar até amaciar um pouco. Temperar com uma pitada de pimenta-de-caiena e espalhar o aneto picadinho por cima.

4° Dia

Café-da-manhã: Chá de gengibre, suco de damasco, pão de painço com purê de ameixa e pinhão

Pão de painço, manteiga, purê de ameixa, pinhão

Passar a manteiga e o purê de ameixa no pão e espalhar os pinhões picadinhos por cima.

ALMOÇO: Fígado de vitela com abacaxi e banana

Fígado de vitela, manteiga, sal, pasta de gergelim (tahini), fatias de abacaxi, bananas

Fritar os bifes de fígado na manteiga, depois temperar com uma pitadinha de sal e passar uma camada grossa de pasta de gergelim. Aquecer ligeiramente as fatias de abacaxi e as metades das bananas na frigideira e colocar sobre os bifes de fígado.

LANCHE: Compota de figo com vinho tinto

Figos frescos, açúcar, suco de limão, vinho tinto

Cozinhar ligeiramente os figos em água com açúcar e um pouco de suco de limão. Acrescentar um pouquinho de vinho tinto, deixar absorver o sabor e servir depois de frio.

JANTAR: Linguado gigante com salada de chicória

Linguado gigante, sal, pimenta-de-caiena, azeite de oliva, manteiga, ervas picadinhas (salsa, estragão, cerefólio), chicória, abacaxi, maçã, cenoura, molho de salada

Esfregar as fatias de linguado com sal, pimenta e azeite e colocar na frigideira. O peixe estará grelhado quando a espinha central for facilmente retirada. Misturar a manteiga com as ervas e acrescentar ao peixe. Misturar folhas de chicória com pedacinhos de abacaxi, de maçã e de cenoura e cobrir com o molho.

5º Dia

Café-da-manhã: Chá de salsa, fatias de erva de maçã com tofu de ameixas

Pão de soja, manteiga, erva de maçã, sementes de girassol, tofu (queijo ou requeijão de soja), ameixa fresca ou fruta da estação, xarope de bordo

> No requeijão de soja ou no queijo de soja, de fácil digestão, estão contidas muitas vitaminas do complexo B e sais minerais.

Passar manteiga no pão, colocar as fatias de erva de maçã e espalhar as sementes de girassol por cima. Misturar o tofu com as ameixas ou outras frutas da estação. Temperar com o xarope de bordo.

Almoço: Filé de cordeiro com tomilho e alface do campo

Filé de cordeiro, manteiga ou azeite de oliva, cebola, maçã, alho, tomilho fresco, vinho branco, sal, pimenta-de-caiena, alface do campo, suco de limão

Cortar os filés de cordeiro em fatias finas e fritar na gordura quente, até ficar macio. Tirar a carne da frigideira e tampar a panela para mantê-la aquecida. Picar a cebola, a maçã, o alho e amassar o tomilho e refogar tudo junto até ficar macio. Acrescentar o vinho branco, temperar o molho com sal e pimenta-de-caiena, e colocar sobre os filés. Misturar a alface do campo com um molho de azeite de oliva, suco de limão, pimenta-de-caiena e sal.

LANCHE: Biscoito salgado cracker com queijo de cabra colorido

Biscoito salgado cracker sem glúten, queijo de cabra, pepino, pimentão vermelho, cebolinha

Misturar o biscoito, o queijo de cabra, fatias de pepino e tirinhas de pimentão, depois espalhar a cebolinha picada por cima.

JANTAR: Salada de folhas com sementes de girassol

Salada de folhas (de acordo com a estação: dente-de-leão, endívia, alface do campo ou alface crespa), óleo de linhaça, cebola picadinha, limão, açúcar, sal, pimenta-de-caiena, sementes de girassol

Temperar a salada com um molho de óleo de linhaça, cebola, suco de limão, açúcar, sal e uma pitada de pimenta-de-caiena. Espalhar as sementes de girassol por cima.

6° Dia

CAFÉ-DA-MANHÃ: Chá de ervas, pão sueco com geléia de frutinhas de sabugueiro, ovo no copo

Pão sueco, manteiga, geléia de frutinhas do sabugueiro, ovo

Passar a manteiga e a geléia no pão sueco, cozinhar o ovo deixando-o mole.

ALMOÇO: Repolho verde com carne moída de boi e topinambo

Carne moída, óleo de colza, pinhão, uva passa, caldo de missô, repolho verde (congelado), cebola, sal, topinambo

> O topinambo é um verdadeiro substituto da batata. Não contém amidos e é muito saboroso também quando comido cru.

Fritar a carne no óleo até dourar. Acrescentar o pinhão e as passas e deixar cozinhar. Cobrir com o caldo de missô e deixar cozinhar. Lavar o repolho, deixar reforgar na cebola com gordura quente e temperar com sal. Arrumar num prato com a carne. Acompanhar com topinambo cozido no vapor.

Lanche: Waffle de painço com compota de ameixa

Painço, fermento de tártaro, leite de soja, xarope de bordo, sal, manteiga, água mineral, ameixa / ameixa preta fresca, açúcar, suco de limão

Misturar o fermento com o painço moído e fazer uma massa homogênea, misturando o leite de soja, o xarope de bordo e o sal. Deixar descansar por 30 minutos. Aquecer a forma de waffle, untar com a manteiga e pouco antes de pôr a massa acrescentar um pouco de água mineral. Aquecer a ameixa com um pouco de açúcar e suco de limão e colocar sobre o waffle.

Jantar: Peito de frango no pão com broto de bambu e gergelim

Broto de bambu, molho de soja, suco de limão, cebolinha, pimenta, fatias de pão, pasta de gergelim (tahine), alface lisa, rabanete, peito de frango frito, semente de gergelim

Fritar ligeiramente o broto de bambu mexendo sempre, acrescentar o molho de soja, o suco de limão, a cebolinha e a pimenta. Passar uma fina camada de pasta de gergelim nas fatias de pão (do tipo neutro) e colocar por cima as folhas de alface, as fatias de rabanete, os filezinhos de peito de frango e os brotos de bambu. Finalizar com as sementes de gergelim.

7° Dia

CAFÉ-DA-MANHÃ: Suco de abacaxi, água mineral, waffle de arroz com purê de amêndoa, tofu com fruta

Waffle de arroz, purê de amêndoa, fruta leve da estação, tofu (queijo ou requeijão de soja)

Passar o purê no waffle de arroz. Acrescentar a fruta com o tofu.

ALMOÇO: Solha de primavera com acelga

Cebola, cenoura, azeite de oliva, vinho branco, solha de primavera, limão, pimenta-de-caiena, salsa, acelga, sal

Refogar as cebolas cortadas em fatias finas com tiras de cenouras no azeite, acrescentar um pouquinho de vinho branco. Colocar a solha, as fatias de limão e os legumes refogados sobre uma folha de alumínio, espalhar a salsa picadinha e a pimenta por cima. Fechar a folha de alumínio e colocar o peixe no forno. Tirar as folhas de acelga dos talos e picar. Cortar os talos em tiras. Refogar a cebola no azeite, acrescentar os talos de acelga, refogar por cerca de 5 minutos, depois acrescentar as folhas de acelga picadas. Temperar com sal e pimenta. Adicionar um pouco de vinho branco e deixar refogar essa verdura por cerca de 10 minutos na panela tampada.

Lanche: Porções de carne de veado fritos com figos e azeitonas

Pão de painço, manteiga, carne de veado, figos, azeitonas

Passar uma camada fina de manteiga no pão de painço, colocar as fatias de carne de veado fritas e as metades dos figos por cima. Enfeitar com azeitonas verdes

Jantar: Sopa de cerefólio com pão de alho

Cebola, manteiga, cerefólio, araruta, caldo de missô, sal, pimenta-de-caiena, gema de ovo, leite de soja, vinho branco, pão de trigo sarraceno, alho

> O trigo sarraceno na verdade não é um cereal, mas um "caroço". Ele é importante para os alérgicos ao glúten, pois não contém albuminas aderentes (glúten).

Dourar a cebola na manteiga, acrescentar o cerefólio, colocar um pouco de araruta, acrescentar o caldo de missô, deixar ferver e engrossar um pouco. Temperar com sal e pimenta. Misturar a gema do ovo com leite de soja e vinho branco, adicionar à sopa. Espalhar o cerefólio por cima. Acompanha pão torrado com manteiga de alho.

BEBIDAS LEVES PARA OS INTERVALOS

> O suco de abóbora também é especialmente recomendado para as pessoas de grupo sangüíneo O, pois é uma bebida rica em vitaminas.

Coquetéis de vitaminas de: uva e abacaxi; grapefruit e banana; abóbora e grapefruit; cenoura e brócolis; tomates e aipo; pepino e tomates; espinafre e beterraba; funcho e pimentão. Além disso, misturas de leite de soja com frutas e verduras da categoria "benéfico".

Para saciar a sede de todo dia: água pura (de fonte, água mineral), chá de hortelã. São permitidos o chá verde e também – em pequenas doses – a cerveja e o vinho.

Grupo Sangüíneo A
Sugestões de Cardápio para uma Semana

1º Dia

CAFÉ-DA-MANHÃ: Café, musli de iogurte com maçã

Ovo, iogurte, maçã, aveia integral, canela ou erva-doce em pó

Cozinhar o ovo mole, misturar o iogurte com a maçã ralada e a aveia integral. Temperar com canela ou erva-doce em pó.

ALMOÇO: Sopa colorida de peixe

Abóbora, couve-rábano, cenoura, cebola, alho, nabo, vagem (ou outra verdura e erva benéfica ou neutra), azeite de oliva, caldo de missô, filé de peixe (perca de água doce ou bacalhau fresco), folha de louro, alecrim, tofu (queijo ou requeijão de soja), suco de limão

Refogar levemente a verdura picadinha em um pouco de azeite de oliva, adicionar o caldo forte de missô, deixar ferver um pouco. Adicionar os filés de peixe, as folhas de louro e o alecrim e deixar ferver. Colocar o tofu na sopa e temperar mais uma vez com um pouco de alecrim e suco de limão.

LANCHE: Pão de raiz-forte com pepino e suco de cenoura

Pão de Essen (pão de trigo germinado), raiz-forte ralada, pepino, agrião fresco, suco de cenoura, salsa.

Passar a raiz-forte ralada no pão, colocar as fatias de pepino por cima e espalhar o agrião fresco. Temperar o suco de cenoura com um pouco de raiz-forte ralada e enfeitar com um galhinho de salsa.

JANTAR: Arroz de leite com frutas secas

Arroz de leite, leite de soja, baunilha, melaço, suco de limão, damascos e ameixas secas

Deixar o arroz de molho no leite de soja com um pouco de baunilha. Colocar a água para ferver com o melaço e algumas gotas de suco de limão, acrescentar as frutas e deixar cozinhar um pouco. Colocar num prato junto com o arroz.

2º Dia

CAFÉ-DA-MANHÃ: Chá de hortelã, suco de abacaxi, bocados de geléia de frutinhas de sabugueiro

Pão de painço, ricota (queijo fresco italiano), geléia de frutinhas do sabugueiro, sementes de girassol

Passar a ricota no pão, depois passar uma camada da geléia e espalhar as sementes de girassol por cima.

ALMOÇO: Peito de peru com alho-porró

Peito de peru, sal, azeite de oliva, alho-porró, pasta de gergelim (tahine)

Salgar o peito de peru, passar o azeite de oliva e grelhar dos dois lados. Refogar o alho-porró picado no azeite de oliva, numa panela tampada, e temperar com pasta de gergelim.

LANCHE: Biscoitos de aveia integral com leite de amora

Leite de soja, geléia de amora, biscoito de aveia integral

Misturar o leite de soja com um pouco de geléia de amora, acompanhar com biscoitos de aveia.

JANTAR: Salmão defumado em brotos de alfafa

Salmão, broto de alfafa, azeite de oliva, suco de limão, mostarda, aneto, sal, açúcar

Arrumar o salmão sobre o broto de alfafa. Misturar o azeite, o suco de limão, a mostarda, o aneto, o sal e o açúcar e colocar por cima.

3º Dia

CAFÉ-DA-MANHÃ: Chá verde, pão com manteiga de amendoim e salada de frutas

Pão de Essen (pão de trigo germinado), manteiga de amendoim, fruta carnosa benéfica ou neutra (por exemplo, ameixa, cereja, damasco), xarope de bordo, amendoim

Passar a manteiga de amendoim no pão de Essen. Cortar as frutas em pedacinhos, adoçar com o xarope de bordo e espalhar os amendoins picadinhos por cima.

ALMOÇO: Coxinhas de coelho com zaziki

Coxinhas de coelho, sal, alho, azeite de oliva, chalota, ervas frescas (aneto, salsa, cebolinha), pepino, iogurte

Temperar as coxinhas de coelho com sal, alho amassado e azeite de oliva e grelhar no forno, de ambos os lados. Picar o restante do alho, a chalota e as ervas, ralar o pepino e misturar tudo ao iogurte.

Lanche: Papa vermelha com sorvete de iogurte

Mistura de vários tipos de groselhas, limão, açúcar, ágar-ágar, sorvete de iogurte

Colocar para ferver a mistura de vários tipos de groselhas, o limão e o açúcar com o ágar-ágar (em vez de gelatina), depois deixar esfriar. Acompanha o sorvete de iogurte.

> O ágar-ágar é uma substância vegetal gelificante e espessante de algas vermelhas ou marrons, e com maior capacidade de dissolução que a gelatina comum.

JANTAR: Topinambo com brócolis

Topinambo, caldo de missô, azeite de oliva, ervas frescas (salsa, aneto, cerefólio, cebolinha), brócolis, sementes de abóbora

Cozinhar as fatias de topinambo numa calda rala de missô, até amolecerem. Refogar no azeite quente, adicionar as ervas frescas picadinhas. Arrumar no prato acompanhado dos raminhos refogados do brócolis. Espalhar as sementes de abóbora por cima.

4º Dia

CAFÉ-DA-MANHÃ: Limonada, chá verde, omelete de tofu com broto de alfafa

Tofu (queijo de soja / requeijão de soja), ovo, azeite de oliva, broto de alfafa, tamari (molho de soja)

> Conserve o tofu fresco na geladeira, embebido na água fria e coberto. Troque a água todos os dias.

Tomar a limonada em jejum. Misturar o tofu e o ovo até formar uma massa homogênea, depois fritar o omelete no azeite. Cobrir com o broto de alfafa e umedecer um pouco com o tamari (molho de soja).

ALMOÇO: Lúcio com molho de aneto e pastinacas

Postas de lúcio, sal, cebola, azeite de oliva, vinho branco, suco de limão, aneto, mostarda, tofu (queijo de soja / requeijão de soja), pastinacas

Refogar o peixe ligeiramente salgado no azeite com a cebola picada, temperar com o vinho branco e o suco de limão. Misturar o aneto, a mostarda e o tofu, aquecer um pouco em fogo baixo. Arrumar o peixe com o molho de aneto em um prato, acrescentar as fatias de pastinacas fritas.

LANCHE: Iogurte com aixelas

Iogurte, aixelas (podem ser congeladas), xarope de bordo

Misturar o iogurte com as aixelas (descongeladas), adicionar o xarope de bordo.

> Uma boa alternativa para os alimentos frescos são os congelados.

Jantar: Sopa de abóbora com macarrão soba

Abóbora, azeite de oliva, caldo de missô, tofu (queijo de soja / requeijão de soja), suco de limão, noz-moscada, macarrão soba (macarrão de trigo sarraceno), sementes de abóbora

Cortar a polpa da abóbora em tiras, refogar no azeite de oliva quente. Adicionar o caldo de missô, o tofu e o suco de limão, amassar bem até adquirir a consistência de purê. Temperar com noz moscada, acrescentar o macarrão e deixar pegar bem o gosto, até o macarrão amolecer. Enfeitar com as sementes de abóbora.

5°Dia

Café-da-manhã: Café, suco de cenoura com aipo, musli de cereal fresco

Trigo sarraceno, painço, cevada, avelã, semente de abóbora, abacaxi, tofu (queijo de soja / requeijão de soja), melaço

Deixar a mistura de cereais de molho (no dia anterior, colocar na geladeira). Misturar com a avelã, as sementes de abóbora, o abacaxi e o tofu, adoçar com o melaço.

Almoço: Papa picante de trigo sarraceno com alface-do-campo e figo

Trigo sarraceno, caldo de missô, ervas frescas (salsa, cebolinha, cerefólio, basílico), cebola, alho, mussarela, alface-do-campo, figos frescos (picados), azeite de oliva

O trigo sarraceno também pode ser muito bem utilizado em panquecas e almôndegas.

Aferventar os grãos de trigo sarraceno na calda de missô e deixar de molho. Misturar com as ervas, a cebola e o alho picadinhos. Espalhar pedacinhos de mussarela por cima e colocar no forno até o queijo derreter. Misturar as folhas de alface-do-campo com os figos e temperar com um pouco de azeite.

LANCHE: Biscoitos de farinha milho com compota de pêra

Pêras, suco de limão, vinho branco, gengibre, cravo-da-índia, açúcar, biscoitos de farinha de milho

Descascar as pêras e cortar em pedacinhos, temperar com um pouco de suco de limão. Refogar levemente na água misturada com o vinho, o gengibre, o cravo-da-índia e o açúcar. Arrumar no prato acompanhando os biscoitos de farinha de milho.

JANTAR: Prato único de lentilhas com coalhada e pão de arroz integral

Cebola, alho, azeite de oliva, suco de limão, farinha de espelta, lentilhas vermelhas ou verdes, sal, folha de louro, majorana, salsa, coalhada, molho de soja, pão de arroz integral

Fritar um pouco a cebola e o alho picadinhos em azeite quente, flambar com o suco de limão diluído e a farinha de espelta, deixar aferventar um pouco. Adicionar as lentilhas cozidas, os condimentos e as ervas, deixar cozinhar mais um pouco. Misturar a coalhada e temperar com o molho de soja. O pão de arroz integral acompanha o prato.

6° Dia

CAFÉ-DA-MANHÃ: Chá de melissa, suco de grapefruit, flocos de milho com leite de soja e cereja

Flocos de milho, leite de soja, cerejas (ou murtinhos)

Adicionar o leite aos flocos de milho e misturar com as cerejas (ou murtinhos) descaroçadas.

Almoço: Tofu temperado

Tofu (queijo de soja / requeijão de soja), azeite de oliva, alho, suco de limão, orégano, sal, cebola, pepino, rabanete, basílico

Colocar o tofu de molho numa mistura de azeite, dente de alho, suco de limão e orégano. Depois de 2 horas, retirar o tofu. Acrescentar um pouco de sal ao molho. Misturar a verdura picadinha numa vasilha e cobrir com o molho. Fritar o tofu até ficar dourado, esmigalhar sobre a salada. Enfeitar com o basílico.

Lanche: Suco de ameixa, waffle de arroz com geléia de damasco

Waffle de arroz, geléia de damasco

Passar a geléia de damasco no waffle de arroz.

Jantar: Mistura de aipo com amendoim

Maço de aipo, azeite de oliva, amendoim salgado, caldo de missô, noz-moscada, suco de limão.

Refogar as fatias de aipo no azeite com a panela tampada. Adicionar o amendoim, a calda de missô e algumas folhas de aipo e mexer até ficar macio. Temperar com noz-moscada e suco de limão.

7° Dia

CAFÉ-DA-MANHÃ: Café, suco de uva, mingau de aveia com passas e pinhões

Aveia, leite de soja, passas, pinhões

Cozinhar a aveia no leite de soja, deixar esfriar, misturar com passas e depois espalhar os pinhões por cima.

ALMOÇO: Carne de frango com arroz de damasco

Carne de frango, azeite de oliva, cebola, damasco seco, sal, canela, passas, arroz natural, hortelã, salsa

Fritar a carne de frango no azeite, adicionar a cebola picada, o damasco amolecido na água, o sal, a canela e as passas e deixar refogar por cerca de 30 minutos em fogo baixo. Distribuir o arroz natural pré-cozido sobre a carne de frango, deixar cozinhar numa panela bem tampada em fogo baixo, até que o arroz e a carne estejam macios. Enfeitar com hortelã e salsa.

LANCHE: Abacaxi com amêndoas

Abacaxi, mel, lascas de amêndoas, óleo de colza, coalhada

Embeber as fatias de abacaxi no mel, passar nas lascas de amêndoa e fritar um pouco no óleo de colza. Colocar no prato com um pouquinho de coalhada.

JANTAR: Bolinho de verduras com tofu de cebolinha

Cenoura, couve-rábano, beterraba, queijo suave, mostarda doce, cebolinha, caldo de missô, ovo, noz-moscada, óleo de linhaça ou de colza, tofu (queijo de soja / requeijão de soja)

Descascar as verduras cozidas e picar. Adicionar o queijo ralado, a mostarda, a cebolinha picada e um pouco de caldo de missô, o ovo e uma pitadinha de noz-moscada e misturar tudo. Fazer os bolinhos e fritar no óleo quente. Misturar o tofu com a cebolinha e servir junto com os bolinhos.

BEBIDAS BENÉFICAS PARA OS INTERVALOS

Água pura (da fonte, água mineral), chá verde, chá frio de fruto de roseira-brava, chá de sabugueiro. Além disso, saudáveis coquetéis de vitaminas de: abacaxi, morango e uva; grapefruit e limão; cenoura e brócolis; salsa e aipo.

Também são permitidos o café de grãos e – com moderação – vinho tinto e branco.

Grupo Sangüíneo B
Sugestões de Cardápio para uma Semana

1º Dia

Café-da-manhã: Chá verde, água mineral, musli de aveia com uva e kiwi

Flocos de aveia, uva, kiwi, iogurte (magro ou gordo), mel ou melaço

Misturar os flocos de aveia, as uvas, o kiwi, o iogurte (magro ou gordo). Adoçar com o mel ou o melaço.

Almoço: Picadinho de cordeiro com arroz

Pernil de cordeiro, azeite de oliva, couve-rábano, cebola, alho, iogurte, suco de limão, sal, hortelã verde, arroz

Fritar os pedacinhos de pernil de cordeiro no azeite quente. Tirar a carne da frigideira. Picar a couve-rábano e a cebola, amassar o alho e fritar também no azeite. Adicionar a carne, misturar com o iogurte e deixar cozinhar em fogo baixo com a panela tampada. Temperar com suco de limão e sal e enfeitar com hortelã. Acompanha arroz branco ou silvestre cozido.

Lanche: Milk-shake de creme de leite com banana

Creme de leite, fatias de banana, suco de abacaxi, néctar de pêssego, um pouco de suco de limão

Misturar bem todos os ingredientes no liquidificador.

Jantar: Mistura colorida de verduras e frutas cruas

Chicória, maçã, uva, maionese, iogurte, limão, mostarda, mel

Colocar numa tigela as folhas de chicória (sem o núcleo amargo) com pedacinhos de maçã e de uva. Misturar à parte a maionese com o iogurte, pedacinhos de limão e um pouco de mostarda, adoçar com mel. Acrescentar o molho levemente ao resto das verduras e frutas.

2° Dia

Café-da-manhã: Chá de alcaçuz, suco de laranja e ovo frito

Ovos, manteiga, pão sem glúten, sal, salsa

Fritar os ovos na manteiga quente, passar manteiga no pão. Colocar os ovos fritos por cima do pão e temperar com sal e salsa picadinha.

Almoço: Bacalhau fresco no molho de estragão com alface-do-campo

Estragão, azeite de oliva, postas de bacalhau, chalota, sal, suco de limão, iogurte, alface-do-campo

Picar o estragão, misturar com azeite de oliva e passar nas postas de bacalhau. Deixar em repouso na geladeira por algumas horas. Fritar um pouco a chalota picadinha, acrescentar o peixe, temperar com sal, suco de limão e refogar. Adicionar o iogurte ao peixe às colheradas e durante o cozimento acrescentar o molho aos poucos. Tirar as postas da panela, deixar o molho engrossar um pouco. Depois de pronto acrescentar o molho ao peixe e enfeitar com o estragão fresco. Acompanha a alface-do-campo (pode ser também alface lisa, ou escarola.)

Lanche: Salada de dente-de-leão

Folhas frescas de dente-de-leão, vinagre de vinho, óleo de linhaça, sal, pimenta-de-caiena

Picar as folhas de dente-de-leão, misturar com o vinagre e o óleo e temperar com sal e pimenta.

Jantar: Mistura de pimentões coloridos

Cebola, azeite de oliva, pimentões verdes, amarelos e vermelhos, alho, ricota, sal, pimenta-de-caiena, páprica em pó, vinagre de vinho, salsa

Refogar a cebola picadinha no azeite de oliva, adicionar as tirinhas de pimentão e os dentes de alho amassados e deixar amolecer. Acrescentar a ricota, os condimentos e algumas gotas de vinagre e depois enfeitar com a salsa.

3° Dia

CAFÉ-DA-MANHÃ: Chá preto, suco de uva, mingau de painço com murtinhos

Painço, suco de limão, mel, murtinhos

Cozinhar o painço em água, deixar amolecer por cerca de 30 minutos. Temperar com suco de limão e mel. Enfeitar com os murtinhos.

ALMOÇO: Coelho com repolho-de-bruxelas e batata-doce

Repolho-de-bruxelas, caldo de missô, carne de coelho, sal, pimenta-de-caiena, manteiga, cebola, alho, vinho branco, batata-doce, cerefólio

> Cuidado com o sal! O missô, aquela pasta fermentada azeda de grãos de soja (e às vezes também mais algum outro tipo de cereal) já é bastante salgado.

Refogar o repolho-de-bruxelhas no caldo de missô até amolecer um pouco. Passar sal e pimenta nos pedacinhos de coelho, fritar na gordura quente até dourar. Acrescentar a cebola e o alho picados e deixar fritar junto com o coelho. Flambar com um pouco de vinho branco e arrumar no prato com o repolho e a batata-doce assada. Enfeitar com cerefólio.

LANCHE: Sorvete de iogurte com chocolate quente

Chocolate, iogurte, sorvete de iogurte

Esquentar e derreter as raspas de chocolate, misturar com um pouco de iogurte até formar um creme, colocar sobre o sorvete.

Jantar: Sopa cremosa de truta

Cenoura, aipo, alho-porró, manteiga, sal, pimenta, suco de limão, farinha de aveia, vinho branco, folha de louro, aneto, truta vermelha, coalhada, agrião fresco

Refogar a verdura picadinha na manteiga. Temperar com sal, pimenta e suco de limão. Espalhar um pouco de farinha de aveia por cima e flambar com um pouco de vinho branco. Acrescentar água, a folha de louro e o aneto e deixar cozinhar até amolecer um pouco. Colocar os filezinhos de truta cortados em cubos na sopa e deixar cozinhar tudo junto por mais alguns minutos. Antes de servir, passar na peneira ou amassar até formar um creme fino. Misturar com um pouco de coalhada e enfeitar com agrião.

4°Dia

Café-da-manhã: Café, abacaxi, pão sem glúten com queijo de cabra

Pão sem glúten, queijo de cabra, alcarravia

Colocar o queijo sobre o pão e espalhar a alcarravia por cima.

Almoço: Fritada de linguado gigante com verduras e pastinacas

Cebola, abobrinha italiana, pimentão, ervilha torta, caldo de missô, filé de linguado, suco de limão, sal, pimenta-de-caiena, mostarda, aneto, coalhada, manteiga, pastinacas

Refogar a verdura picadinha em um pouco de caldo de missô. Passar o suco de limão, o sal e a pimenta no peixe, colocar sobre a verdura e deixar refogar. Antes de arrumar no prato, cobrir com um molho de mostarda, aneto, coalhada, sal e pimenta. Acompanham fatias de pastinacas fritas na manteiga.

LANCHE: Waffle de arroz com geléia de pêra e ameixa-preta

Ameixa-preta, pêra, mel, ágar-ágar, limão, waffle de arroz

Cozinhar as frutas picadinhas em mel e água. Desmanchar o ágar-ágar em suco de limão e um pouco do caldo quente, e misturar com as frutas. Deixar esfriar e passar nos waffles de arroz.

JANTAR: Salada de queijo e ervas

Alface lisa, pepino, cebola de primavera, queijo Emmentaler, coalhada, vinagre, sal, açúcar, pimenta-de-caiena, ervas frescas (salsa, cebolinha, agrião)

Picar a alface, o pepino, a cebola e o queijo. Misturar com um molho de coalhada, vinagre, sal, açúcar, pimenta e ervas.

5° Dia

CAFÉ-DA-MANHÃ: Chá de hortelã, água mineral, pão de ricota com cebola

Pão de Essen (pão de trigo germinado), sal, ricota (queijo fresco italiano), cebola de primavera

Passar sobre o pão uma mistura da ricota com a cebola picadinha, com um pouco de sal.

ALMOÇO: Cogumelos shiitake com salada de pimentão e queijo de ovelha

Cogumelo shiitake, manteiga, alho, sal, pimenta vermelha, salsa, pimentão, cebola, óleo de linhaça, vinagre de maçã ou de vinho, cebolinha, queijo de ovelha

Cortar os talos macios dos cogumelos, dividir ao meio as cabeças e fritar na manteiga quente. Adicionar dentes de alho picadinhos, mexer bem, temperar com sal e pimenta e espalhar salsa picadinha por cima. Cortar o pimentão e a cebola em tiras, misturar com um molho de óleo, vinagre, sal, pimenta e rolinhos de cebolinha. Distribuir o queijo de ovelha em pedacinhos por cima.

LANCHE: Papa de espelta com damascos

Espelta, leite, damascos secos, xarope de bordo

Cozinhar a espelta no leite e deixar engrossar. Amassar os damascos previamente deixados de molho e misturar à papa. Adoçar com o xarope de bordo.

JANTAR: Sopa cremosa de aipo com broto de alfafa

Aipo, caldo de missô, iogurte, raiz-forte, vinagre, broto de alfafa

> Os brotos de alfafa são ricos em vitaminas, sais minerais e elementos-traço, e possuem cerca de 30 % de proteínas.

Cozinhar o aipo no caldo de missô, acrescentar o iogurte e amassar bem até formar um purê. Temperar com a raiz-forte ralada e um pouco de vinagre. Enfeitar com os brotos de alfafa.

6° Dia

CAFÉ-DA-MANHÃ: Chá de roseira-brava, suco de aipo, pão de arroz integral, queijo cottage com ervas

Pão de arroz integral, queijo cottage, ervas frescas (salsa, cebolinha, agrião)

Passar o queijo no pão, espalhar as ervas picadinhas por cima.

ALMOÇO: Costeleta de cordeiro com mistura de berinjelas

Pimentão, berinjela, azeite de oliva, alho, sal, suco de limão, costeletas de cordeiro, coalhada, aneto, tomilho, pimenta-de-caiena, açúcar

Aquecer o pimentão e a berinjela picados no azeite. Acrescentar o alho, fechar a panela e deixar refogar lentamente. Temperar com sal e limão. Fritar as costeletas na gordura quente. Fazer um molho de coalhada, aneto, tomilho, pimenta-de-caiena, suco de limão, açúcar e sal, e aferventar ligeiramente no azeite da fritura. Arrumar tudo junto num prato.

LANCHE: Mix de iogurte com banana

Banana, leite magro, sorvete de iogurte, baunilha, limão

Preparar a mistura com banana, leite magro, sorvete de iogurte, baunilha e um pouquinho de suco de limão.

Jantar: Salada vermelha de arenque

Arenque salgado, beterraba, batata, pepino no vinagre, maionese, iogurte

Cortar o arenque, a beterraba e a batata (ambos cozidos) e o pepino em pedacinhos da espessura de um dedo. Misturar com um pouco de maionese e iogurte, até a salada assumir uma cor vermelha uniforme.

7º Dia

Café-da-manhã: Chá verde, suco de grapefruit, ovos com ervas, pão de espelta

Ovo, iogurte, água mineral, salsa, azeite de oliva, sal, pão de espelta

Bater o ovo com um pouco de iogurte, água mineral e salsa picadinha. Aquecer o azeite de oliva e misturar à massa, até o ponto de fio. Temperar com sal. Servir com o pão de espelta.

Almoço: Bolinho de verduras

Brócolis, cenoura, ovo, salsa, migalhas de pão de painço, sal, pimenta-de-caiena, noz-moscada, manteiga

Fazer uma massa com a mistura das verduras cozidas e picadas, o ovo, a salsa e as migalhas de pão, temperar com sal, pimenta-de-caiena e noz-moscada. Fritar os bolinhos na manteiga até ficarem dourados.

LANCHE: Pão de farinha de arroz com compota de amora

Amoras frescas da estação ou congeladas, mel, erva-doce, pão de farinha de arroz

Aquecer as amoras (descongelar as amoras congeladas), temperar com mel e erva-doce. Servir com os pedacinhos de pão de farinha de arroz.

JANTAR: Salada de ervilha torta

Ervilha torta, ervilhas verdes, caldo de missô, cebola de primavera, aneto, espelta, vinagre, suco de limão, mostarda, óleo de linhaça, coalhada, pimenta-de-caiena, sal

Refogar a ervilha torta e os grãos de ervilha em um pouco de caldo de missô. Tirar do caldo, misturar com os anéis de cebola, o aneto e a espelta cozida. Fazer um molho misturando o vinagre, o suco de limão, a mostarda, o aneto, o óleo de linhaça e um pouco de coalhada. Temperar com um pouco de pimenta-de-caiena e sal. Colocar sobre a salada.

BEBIDAS BENÉFICAS PARA OS INTERVALOS

Coquetéis de vitaminas com: abacaxi e papaia; grapefruit e banana; murtinhos, uvas e abacaxi; repolho branco, maçã e cenoura; cenoura e brócolis; repolho branco e aipo; pepino e salsa; espinafre e beterraba; funcho e pimentão.

Além disso, bebidas "mix" como iogurte com kiwi, creme de leite com banana ou papaia.

Para matar a sede no dia-a-dia: água pura (de fonte, mineral), chá verde.

São permitidos – moderadamente – café preto, chá preto, cerveja, vinho tinto e vinho branco.

Experimente também a saborosa bebida energética do Dr. D'Adamo: misture uma colher de sopa de óleo de semente de linhaça, uma colher de sopa de granulado de lecitina e de 180 até 240 mililitros de suco de frutas. Mexa bem e tome.

Grupo sangüíneo AB – Sugestões de Cardápio para uma Semana

1° Dia

CAFÉ-DA-MANHÃ: Café, suco de damasco, omelete com queijo de ovelha

Ovos, leite magro, sal, azeite de oliva, queijo de ovelha

Mexer os ovos com um pouco de leite magro e uma pitada de sal. Fritar a omelete em azeite quente, espalhar pedacinhos de queijo de ovelha sobre ela, enrolar e servir.

ALMOÇO: Lombo de cordeiro com purê de abacaxi

Tomiho, alecrim, majorana, gengibre, sálvia, tamari (molho de soja), lombo de cordeiro, caldo de missô, abacaxi, mostarda, araruta, vagem grossa, leite magro, salsa

Misturar as ervas picadinhas com um pouco de tamari e passar na carne. Dourar o lombo de cordeiro no forno pré-aquecido, adicionar um pouco do caldo de missô. Regar a carne com o molho de vez em quando. Depois de refogada, passar uma mistura de purê de abacaxi com mostarda. Engrossar o caldo do assado com um pouco de araruta. Cozinhar as vagens com o leite magro até amolecerem. Arrumar tudo junto num prato, espalhar a salsa picadinha por cima e servir.

LANCHE: Salada de cereja e maçã com creme de amoras silvestres

Cereja (pode ser congelada), maçã, creme azedo, geléia de amora silvestre, suco de limão

Misturar as cerejas (sem caroço) com pedacinhos de maçã. Misturar o creme azedo com um pouco de geléia de amora silvestre e algumas gotas de suco de limão. Colocar o creme sobre as frutas.

JANTAR: Arroz silvestre com aipo e amendoim

Aipo, amendoins, óleo de amendoim, arroz silvestre, ervas frescas (salsa, agrião ou cerefólio)

Refogar pedacinhos de aipo com os amendoins no óleo de amendoim. Misturar com o arroz pré-cozido e as ervas, tampar a panela e deixar refogar mais um pouco.

2º Dia

CAFÉ-DA-MANHÃ: Chá de erva-de-são-joão, suco de grapefruit, arroz-doce com cerejas

Arroz-doce, leite magro, sal, açúcar, baunilha em pó, cereja (pode ser congelada), lascas de amêndoas

Cozinhar o arroz na água até amolecer, escorrer. Deixar de molho no leite magro fervente. Temperar com um pouco de sal, açúcar e baunilha em pó. Enfeitar com cerejas quentes e lascas de amêndoas.

Almoço: Picadinho de peixe com brócolis

Cavala, carpa, perca vermelha, sal, páprica em pó, suco de limão, ervas frescas (salsa, aneto, cerefólio), cebola, alho, azeite de oliva, tomates, brócolis

Cortar os filezinhos de peixe em cubos, temperar com sal e páprica em pó e algumas gotas de limão. Deixar descansar. Refogar as ervas picadinhas, os pedacinhos de cebola e o alho picadinho no azeite de oliva, acrescentar o tomate em purê e os pedacinhos do peixe. Deixar cozinhar com a panela tampada. Arrumar num prato com os buquezinhos de brócolis aferventados e servir.

Lanche: Mussarela com tomates

Mussarela, tomates, sal, basílico, azeite de oliva

Arrumar as fatias de mussarela e os tomates em forma de escamas sobre um prato. Temperar com uma pitadinha de sal. Espalhar folhinhas de basílico picadas e um pouco de azeite de oliva.

Jantar: Salada de lentilha com broto de alfafa

Lentilhas, caldo de missô, cebola, alho, vinho tinto, açúcar, broto de alfafa

Misturar as lentilhas pré-cozidas no caldo de missô com os pedacinhos de cebola, o alho, o caldo em que as lentilhas foram cozidas, algumas gotas de vinho tinto e uma pitada de açúcar, deixar aferventar para pegar o gosto. Arrumar num prato com o broto de alfafa e servir.

3° Dia

CAFÉ-DA MANHÃ: Café, suco de cenoura, pão de soja com geléia

Pão de soja, queijo cottage, geléia de groselha, amendoim

Passar o queijo cottage no pão de soja, enfeitar com um pouco de geléia de groselha e amendoins picados.

ALMOÇO: Ragu de coelho com vagem

Carne de coelho, azeite de oliva, alecrim fresco, folha de louro, tamari, vinho branco, tomate, cenoura, alho-porró, caldo de missô, creme azedo (ou requeijão de soja), salsa, vagens, cebola, tomilho

> O tamari é um tempero praticamente universal, feito de água, sal marinho e grãos de soja.

Fritar os pedacinhos de coelho no azeite, acrescentar as ervas picadinhas, temperar com o tamari e flambar com um pouco de vinho branco. Adicionar os pedacinhos de tomate sem pele, as fatias de cenoura e os pedacinhos de alho-porró, colocar um pouco de caldo de missô. Deixar assar um pouco no forno pré-aquecido. Engrossar com um pouco de creme azedo e enfeitar com salsa. Refogar a vagem, a cebola e o tomilho em um pouco de azeite até amolecer e servir com o coelho.

LANCHE: Pêra com creme de chocolate

Chocolate, canela, sorvete de iogurte, pêra, lascas de amêndoas

Derreter o chocolate com um pouco de água quente e canela numa panelinha. Misturar a massa quente com sorvete de iogurte até formar um creme. Despejar sobre as metades das pêras descascadas e enfeitar com as lascas de amêndoas.

Jantar: Berinjela assada

Berinjela, sal, farinha de aveia, azeite de oliva, queijo Emmenthal, tomate, pinhão

Descascar a berinjela e cortar em fatias, temperar com um pouco de sal. Passar na farinha de aveia e fritar de ambos os lados, no azeite. Colocar as fatias numa forma refratária. Misturar o queijo ralado com o tomate em purê e um pouco de azeite. Cobrir as berinjelas com a massa e assar no forno. Enfeitar com as sementes de pinhão.

4° Dia

Café-da-manhã: Chá verde, limonada, musli de flocos de cereais com abacaxi e figo

Flocos de cereais (painço, aveia, amaranto ou outros cereais), abacaxi, figo fresco ou seco, iogurte, xarope de bordo, nozes picadas

Misturar os cereais com os pedacinhos das frutas e o iogurte, acrescentar o xarope de bordo e espalhar as nozes picadinhas por cima.

> O amaranto é um tipo de cereal da América Central. Ele contém mais proteínas de elevado valor biológico do que o trigo.

ALMOÇO: Carne de peru com creme de ervas

Tofu (queijo de soja / requeijão de soja), farinha de grão integral, azeite de oliva, chalota, alho, tomate, caldo de missô, creme azedo, salsa, cebolinha, tamari (molho de soja), carne de peru

Escorrer o tofu e cortar em cubinhos, passar em um pouco de farinha. Fritar no azeite e acrescentar a chalota picada e o alho amassado. Despejar o tomate em purê e um pouco de caldo de missô por cima, deixar cozinhar em fogo baixo. Temperar com creme azedo, ervas frescas e tamari e servir o creme com a carne de peru.

LANCHE: Waffle de arroz com compota de cereja

Cereja, vinho tinto, açúcar, canela em pau, cravo-da-índia, waffle de arroz

Cozinhar as cerejas sem caroço em um pouco de água, acrescentar uma dose de vinho tinto, um pouco de açúcar, a canela em pau e os cravos-da-índia. Quando pronto, deixar esfriar. Servir com os waffles de arroz.

JANTAR: Sopa de caramujo com torrada de queijo

Cebola, cenoura, azeite de oliva, caramujos de vinha (congelados), caldo de missô, farinha de cereal integral, iogurte, alho, salsa, torrada, queijo Emmenthal

Fritar ligeiramente os pedacinhos de cebola e de cenoura no azeite. Acrescentar os caramujos, deixar refogar bem. Acrescentar um pouco de caldo de missô por cima e deixar cozinhar. Espalhar a farinha sobre o cozido e adicionar água. Deixar a sopa cozinhar até a cenoura amolecer. Misturar o iogurte com o alho amassado e a salsa picadinha. Passar o queijo Emmenthal ralado nas torradas e aquecer um pouco no forno até o queijo derreter.

5° Dia

Café-da-manhã: Chá de roseira-brava, suco de papaia, pão de arroz integral com requeijão de purê de amêndoas

Purê de amêndoas, tofu (queijo de soja / requeijão de soja), pão de arroz integral

Misturar o purê de amêndoas com o tofu e passar no pão.

Almoço: Perca vermelha com pepinos de conserva no creme de aneto

Cebola, alho, azeite de oliva, filé de perca vermelha, sal, limão, pepino, tamari (molho de soja), creme azedo, mostarda, aneto

Refogar os pedacinhos de cebola e o alho amassado no azeite de oliva. Acrescentar os pedacinhos de peixe ligeiramente salgados e as fatias de limão descascadas, despejar água e deixar cozinhar na panela tampada. Refogar os pedacinhos de pepino no azeite de oliva até amolecerem um pouco. Misturar com o molho de tamari, o creme azedo, a mostarda e o aneto picadinho. Servir tudo junto.

Lanche: Panqueca de ameixa

Ovo, farinha de cereal integral, sal, leite magro, ameixa, azeite de oliva, açúcar, canela

Misturar o ovo, a farinha, o sal e o leite com a ameixa descaroçada e picadinha até formar um creme homogêneo. Fritar as panquecas no azeite quente. Polvilhar com o açúcar e a canela.

JANTAR: Salada de couve-flor com nozes

Couve-flor, caldo de missô, tofu (queijo de soja / requeijão de soja), salsa, óleo de semente de linhaça, raiz-forte, suco de limão, nozes picadas

Refogar os buquezinhos da couve-flor no caldo de missô. Misturar o tofu, a salsa picadinha, o óleo de semente de linhaça, a raiz-forte e o suco de limão. Despejar o molho sobre a couve-flor e deixar a salsa descansar para pegar o gosto. Enfeitar com as nozes picadinhas.

6° Dia

CAFÉ-DA-MANHÃ: Café, suco de uva, pão de germe com pepinos e queijo de cabra

Pão de Essen (pão de trigo germinado), pepino, queijo de cabra, cebolinha

Colocar as fatias de pepino e de queijo de cabra em forma de escamas sobre o pão, espalhar a cebolinha picadinha por cima.

ALMOÇO: Mistura colorida de verduras com espelta

Cebola, azeite de oliva, alho-porró, pepino, maçã, espelta, tomate, tamari (molho de soja), salsa

Refogar a cebola do azeite de oliva. Picar as verduras e a maçã e refogar também. Despejar água e polvilhar a mistura de verduras com espelta pronta para o uso (disponível nas lojas de produtos naturais). Cozinhar em fogo baixo. Acrescentar os tomates cortados em cubinhos, deixar cozinhar mais um pouco. Temperar com o tamari e enfeitar com as folhas de salsa.

LANCHE: Coalhada com frutas

Kiwi, damasco, coalhada (ou requeijão de soja), arroz de estufar

Picar os kiwis descascados e os damascos previamente deixados de molho, misturar com a coalhada (ou o requeijão de soja). Polvilhar com o arroz de estufar.

JANTAR: Salada de abacaxi com atum

Arroz silvestre, atum (de latinha), ervilhas verdes (congeladas), abacaxi, suco de limão, sal, açúcar, agrião

Misturar o arroz cozido com o atum e as ervilhas, acrescentar pequenos pedaços de abacaxi. Temperar com o suco de limão, o sal e o açúcar e enfeitar com o agrião.

7° Dia

CAFÉ-DA-MANHÃ: Chá verde, suco de salsa, pão de germe de trigo com purê de ameixa-preta

Purê de ameixa-preta, pão de germe de trigo, pinhão

Passar o purê de ameixa preta no pão, espalhar o pinhão picadinho por cima.

ALMOÇO: Bolinhos de flocos de aveia com requeijão de ervas

Flocos de aveia, cebola, cebolinha, alga, ovo, farinha de aveia, azeite de oliva

Misturar bem os flocos de aveia previamente deixados de molho e escorridos com os pedacinhos de cebola, a cebolinha picadinha, as algas e os ovos batidos. Fazer bolinhos com a massa, passar na farinha de aveia e fritar no azeite quente. Servir com o requeijão de ervas.

LANCHE: Coquetel picante de verduras

Cenoura, pepino, aipo, salsa, grapefruit, água mineral, sal

Picar todos os ingredientes e colocar no liquidificador.

JANTAR: Tofu assado com azeitonas verdes

Tofu (queijo de soja / requeijão de soja), molho de soja, ovo, alho, lascas de amêndoas, azeite de oliva, azeitonas verdes

Respingar o molho de soja sobre as fatias de tofu. Misturar o ovo com o alho amassado. Passar as fatias de tofu no ovo, depois numa massa de lascas de amêndoas. Fritar no azeite quente até dourar. Enfeitar com azeitonas verdes.

BEBIDAS BENÉFICAS PARA OS INTERVALOS

Coquetéis de vitaminas: abacaxi e kiwi; murtinhos e uvas; grapefruit e cereja; maçã e beterraba; cenoura e batata-doce; aipo, salsa e pepino; repolho branco, espinafre e cenoura; tomate e alho. Também bebidas misturadas com leite magro ou leite de soja, por exemplo, milk-shake de framboesas (feito com framboesas congeladas), leite e mel.

Bebidas para uso diário: água pura (água mineral ou da fonte) com limão, também tomada em jejum antes do café-da-manhã.

São permitidos – moderadamente – café, cerveja, vinho tinto e vinho branco.

QUANDO VOCÊ CONVIDA OS AMIGOS PARA AS REFEIÇÕES

Se houver outras pessoas à mesa em suas refeições e que pertençam a diferentes grupos sangüíneos, você não precisará preparar coisas diferentes para cada um. A dieta do grupo sangüíneo permite tão grande diversificação que pode ser preparada fácil e rapidamente uma refeição saudável e saborosa para cada um dos convidados.

O CAMINHO MAIS FÁCIL: Você poderá compor seus cardápios de modo a permitir que cada comensal possa escolher os pratos acompanhantes que lhe são mais benéficos. Por exemplo:

Salmão defumado, salada de folhas verdes com carne de peru e figos, pão de trigo germinado, batata-doce (não para o tipo sangüíneo A), topinambo (não para os tipos sangüíneos B e AB), suco de abacaxi.

Neste caso todos podem participar da refeição; os do tipo sangüíneo A podem substituir a batata-doce pelo topinambo. A alcachofra de Jerusalém, como é chamado também esse bulbo, não é recomendada para os grupos sangüíneos B e AB.

O CAMINHO ALTERNATIVO: Variar os ingredientes dos pratos ao prepará-los. Por exemplo:

Prato cru de abacaxi e pêras com aipo

Misturar os pedacinhos de abacaxi e de pêra com aipo picadinho e cebola de primavera, também picada. Para os comensais do tipo sangüíneo O e A, você poderá preparar um molho de tofu para acompanhar, e para os comensais de tipo sangüíneo B e AB, o prato de crus poderá ser misturado com iogurte.

O MELHOR CAMINHO: Escolha para as refeições só aqueles alimentos explicitamente recomendados para os respectivos grupos sangüíneos – portanto, aqueles listados sob a categoria "benéfico" – e acrescente aleatoriamente acompanhamentos da categoria "neutro". Alguns exemplos:

O+A: Perca de rio, couve-rábano, alface romana, semente de abóbora, suco de ameixa, chá de casca de olmo.
O+B: Caça (veado, corça), pastinacas, salsa, suco de abacaxi, chá de hortelã.
O+AB: Cordeiro, batata-doce, feijão-preto, curry, figo, suco de cereja, chá de roseira-brava.
A+B: Truta vermelha, cenoura, waffle de arroz, murtinhos, suco de abacaxi, chá de ginseng.
B+AB: salmão, caramujo de vinha, feijão de soja, broto de alfafa, grapefruit, chá de camomila.
O+A+B+AB: bacalhau fresco, brócolis, pão de Essen, gengibre, ameixa-preta, água mineral.

Para facilitar as combinações, consulte a página 122, onde há uma ampla relação dos alimentos benéficos de A (como arenque) até Z (como zimbro) – com os respectivos tipos sangüíneos.

O CAMINHO MAIS RÁPIDO: Só preste atenção naqueles alimentos que todos os comensais devem evitar e combine os restantes a seu gosto. Como solução a longo prazo esse método excludente não é o ideal, porque acabarão sendo incluídos muitos alimentos neutros e poucos benéficos.

Descubra por si mesmo qual a melhor maneira de compor seus cardápios segundo a dieta dos grupos sangüíneos. Depois de pouco tempo você se tornará um especialista.

Uma coisa, porém, deve ser levada em conta para que sua dieta dos grupos sangüíneos seja seguida ao pé da letra: consumir porções mais freqüentes e menores dos alimentos recomendados para que cheguem, regularmente, quantidades máximas de nutrientes valiosos ao sangue.

Leia da Editora Aquariana

O Livro do Chá

Francis Rohmer

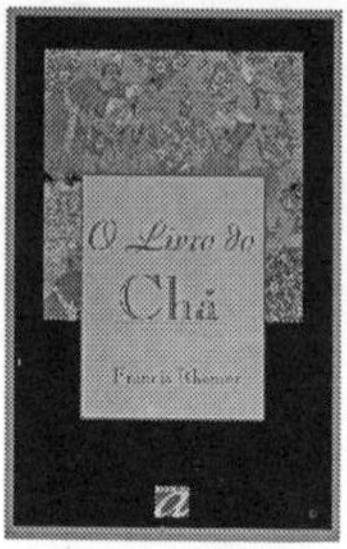

Este livro constitui verdadeira "colher de chá" para os interessados em mergulhar no mundo aromático das infusões calmantes, estimulantes, desintoxicantes, diuréticas ou, no mínimo, nas bebidas ideais para motivar encontros descontraídos.

Como complemento, a obra fornece quase uma centena de fórmulas de chás simples ou compostos, aromáticos em sua grande maioria e sempre eficazes contra os males mais comuns que nos afetam.

Walden ou a Vida nos Bosques

Henry David Thoreau

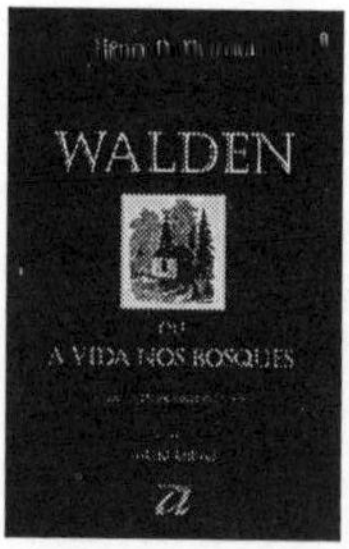

Desde a sua publicação, em 1854, *Walden ou a Vida nos Bosques* se converteu numa bíblia secreta, lida e amada no mundo inteiro. Sem este livro planetário, que une poesia, ciência e profecia, não teria havido Gandhi, o movimento ecológico e a rebelião mundial da juventude. Pelo seu dom de fazer florir e frutificar o coração do homem, esta obra é uma semente.

Histórias de Uma Peregrina

Santiago de Compostela e outros caminhos

Lúcia Amaral de Oliveira Ribeiro

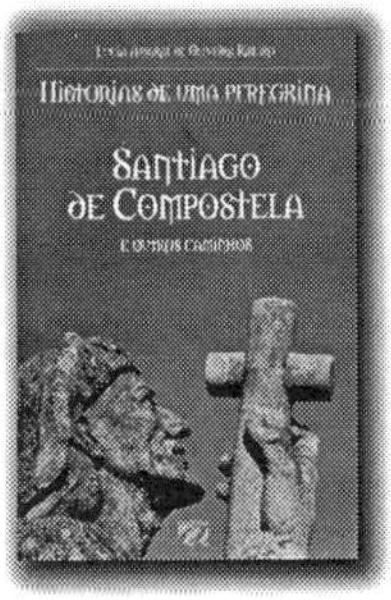

Resignificando, durante a peregrinação, os caminhos, a natureza, os pequenos encontros, as culturas locais e a própria fé, o peregrino passa por um processo, que é uma verdadeira cartase, podendo redimensionar seus valores e sua vida. Esse é o movimento que acompanhamos através da narrativa da Lúcia, peregrina no Caminho de Santiago e na Índia.

Guia Essencial para a Depressão

Associação Médica Americana

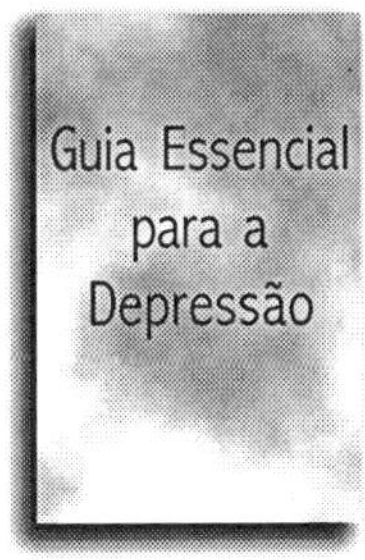

As características e sintomas da doença depressiva são explicados com detalhes, assim como as suas causas psicológicas, genéticas, emocionais e ambientais. Vem com um guia completo de prescrições médicas e explica minuciosamente o raio de ação das abordagens psicoterápicas e complementares.

O catálogo com a nossa linha
editorial completa está à sua disposição.
Para recebê-lo por favor contacte-nos diretamente:

EDITORA GROUND / AQUARIANA
Rua: Lacedemônia, 68 - Vila Alexandria
Tel.: (11) 5031-1500 / Fax: 5031-3462
aquariana@ground.com.br
www.ground.com.br

Impressão e Acabamento
Bartira
Gráfica
(011) 4123-0255